スピリットフード

農作物と加工品の
霊性的効果を一挙公開！
食べ物で体・心・魂は浄化される！

由井寅子
Hom.Dr Hom.／Ph.D.Hom.
HMA 名誉会員　MHMA・MARH（認定ホメオパス）
JPHMA 日本ホメオパシー医学協会 名誉会長
日本豊受自然農 代表 百姓

スピリットフード

目次

第1章

豊受新嘗祭

特別講演録

（２０２２年１１月２３日）から後半抜粋

新嘗祭とは？

新嘗祭の日に伝えたい食についての大切なお話をします。今日は新嘗祭の日ですが、新嘗祭というのは、天皇がその年に収穫された米などを神さまに供えて感謝の奉告を行い、これらの供え物を神さまからの賜りものとして自らも食する儀式です。

このように日本では古くから、五穀の収穫を祝う風習がありました。五穀に限らず、サツマイモ、サトイモ、ジャガイモ、落花生とかもですね。こういう古くから人間が食べていた作物というものは、人間と密接なかかわりがあったわけです。

以前の講演で、人間が崇拝することで崇拝されたものが崇高なものになっていくという話をしたことがあります。太陽の中に神を見て崇拝することで天照大神が生まれ、食事の中に神を見て崇拝することで豊受大神が生まれ、桜の花の中に神を見て崇拝することで木花之佐久夜毘売《このはなのさくやびめ》さまが生まれました。このように人間の信仰によってさまざまな神さまが生まれ、人間の信仰によって、どんどん崇高な存在となっていき、そして今度はその神々が人間を導いてくれるわけです。

同じように、作物の中に神を見て崇拝したり、感謝を捧げることで作物が崇高なものになっていった歴史があると思います。食べることで生かされていることを直接的に実感できます。お腹が減るからですね。食べることで有り難いと思える。感謝が出てきます。そして、感謝された作物が崇高なものになっていく。そうして崇高な作物を食べることによって、今度は私たちが導かれる。人間と神さまの関係と同じことが、人間と作物の関係にも言えるのです。

作物というのは＝神であり、仏です。その神であり仏である作物を食べるという行為は、まさに、神人合一です。だから新嘗祭というのは、もしかしたら、収穫した作物を神さまに供えることで、神さまである作物をさらに崇高なものにしてもらい、その崇高な神である作物を食べることによる「神人合一」の儀式かもしれないと思いました。

その儀式をしなくても、作物を作る作り手が作物を神さまだと思って、種をまき、草取りし、愛情を込め世話をし、感謝と尊敬を注ぎ込み、見守っているならば、やはりその作物たちが崇高な神さまになっていくと思うのですよ。

もともと作物は神さまなんだけれど、神さまと思って敬い、世話させていただいていると思い、感謝をもって育てていくことで、もっともっと崇高な神さまになっていくと思うのですよ。豊受の米も大豆も野菜たちも神さまなんだということ。だから豊受の作物を食べるということは、それ自体が、神人合一の儀式なんだということ。昔の日本人はみなこのようなことを知っており、農業をやり、料理を作り、食事をしていたと思うのです。

百姓という仕事は神聖な仕事であり、料理を作るという仕事は神聖な仕事であり、食べるという行為は神聖な行為であると昔の日本人なら誰もが知っていたと思うのです。

そしてこのような農業をやっているとどうなるかというと、作物が、人間の役に立ちたいと思うようになる（自分の役目を全うしたいと強く思うようになる）のですね。栄養を与えたい、健康にしたい、元気にしたいと。そうやって長い年月をかけて人間と関わっていくことで、今の作物となってきたわけですね。

だから作物を食べることで飢えをしのげるだけでなく、元気になり、健康になるということなのです。だから食べるときは、作物への感謝、作物を作ってくれた農民への感謝、そして作物を調理してくれた人への感謝が絶対的に必要なのです。食べるということは、ものすごい神聖なことであって、本当はみそぎをしているようなものなのです。

食前観・食後観

あるとき祝詞をやっているときに、神さまから「現代人はものを食べる心構えがなっていない」と教えられたことがあります。

テレビを見ながら食べたり、頭で違うことを考えながら食べたりしているが、そうではなく、食べるということがどれだけ神聖な行為であるか知り、つまり神人合一の神聖な行為であると知り、食べるときは食べることに集中し、作物の思いを感じながら食べる。どういう思いでこの作物が実ったのか、大きくなったのか、その作物の思いに思いを馳せながら食べる。そして、料理を作ってくれた人がどんな思いでこの料理を作ってくれたのか、その思いに思いを馳せながら食べる。収穫してくれた人の思い、袋に詰めてくれた人の思い、運んでくれた人の思い、洗ってくれた人の思いに思いを馳せながら食べる。

そうして感謝をもってありがたくいただくことが大事なのです。だから私たちは、食べる前に、この神聖な行為をすることを思い出すために「食前観」を唱え、食べ終わった後に「食後観」を唱えるのです。

食前観

「われ今幸に、仏祖の加護と衆生の恩恵によって、この清き食《じき》を受く。つつしんで食《じき》の来由《らいゆ》をたずねて、味の濃淡を問わず。その功徳を念じて品の多少をえらばじ。いただきます」

霊性*の低い食事だったり、ゲノム編集されたものだったりして悪い影響与えるものがあったとしても、食前観を唱えて感謝することでその悪影響を小さくすることができます。

どこまで悪影響を小さくできるかは、どこまで意識して感謝できるかにかかっています。食前観を簡単にしたものが「いただきます」で、その6文字に感謝の意識を込められたら「いただきます」だけでいいです。

＊霊性については『スピリットウォーター』（ホメオパシー出版）で詳解しています。ご参照ください。

食後観

「われ今、この清き食《じき》を終わりて、心ゆたかに力身に充つ。願わくは、この心身《しんじん》を捧げて己が業《わざ》にいそしみ誓って四恩《しおん》に報い奉らん。ごちそうさまでした」

食べたものが自分の中で害にならないように、霊性が低いものが霊性が高まり、より自分にいい設計図通りに作ってもらえるように体と精神によい影響をあたえるものになってもらう。それが食後観で、それを簡単にしたものが「ごちそうさま」の6文字です。ごはんを食べさせていただいた感謝を捧げます。

ご神仏さまに感謝、作ってくれた百姓に感謝、運んでくれた人、料理を作ってくれた人、食材に関わった人たちに感謝することで、自分に栄養を与えてくれるものに変化します。

人間が手を加えて遺伝子がおかしくなってしまったものを正常な遺伝子に戻すのは、ご神仏さまの力のようです。そのご神仏さまの力を使ってもらうようにするのが感謝のようです。

食前観と食後観でどれだけ感謝できるかが、食べ物の悪影響をどれだけ減らせるかにつながっています。

このような食事をしながらの感謝の行を続けていると、だんだん作物の思いがわかってきます。関わった人の思いがわかってきます。そうすると感謝が出てきます。そうすると泣けてくるんですよ。ありがたくて。

豊受米、サトイモ、ジャガイモ、サツマイモ、落花生がありがたくて泣けてくるんですよ。

一人田中山で大豆や麦を作ってくれているスタッフがありがたくて泣けてくるんですよ。誰か嫁に来てくれないか？

そして穀物班、野菜班のスタッフ、洞爺のスタッフ、みな一生懸命作ってくれているからね、泣けてくるんですよ。

それを発送してくれるスタッフ、加工してくれるスタッフがありがたくて泣けてくるんです。皆が頑張ってくれているからです。そしてそれを料理して出してくれる、豊受オーガニクスレストランの料理長、副料理長、サポートしてくれるスタッフ、運んでくれるスタッフがありがたくて泣けてくるんですよ。

あるときこんなふうになるんですね。何もかもがありがたいと。感謝が板に付いてくると涙もでなくなりますけど、でも常に感謝しているんですね。

感謝をもって食べる、これが一番の修行かなと思います。作物へ感謝を捧げることで、作物が喜び、その作物の種が「来年また頑張って育って自分の使命を全うするぞ！」と思うわけです。たとえば、調理された豊受の作物に感謝を捧げれば、その感謝は豊受の作物に届きます。

農業の劣化と病気の関係

農業は収奪（奪い取る）農業ではいけません。昔は、農業と神事は一体のものでした。というか、農業から祭事が栄えて行ったのです。田植え祭とか、抜き穂祭とかですね。そして農業と信仰心は一体のものでした。太陽に感謝し、雨・風・土に感謝しなければ、作物ができないからですね。

でも戦後、農薬、化学肥料を使った、近代農業が導入され、そのような信仰心が廃れてしまいました。よい作物を作るために一番大事なものが忘れ去られてしまったのです。大事なものは目に見えないからですね。欲で心が曇ったら見えなくなるのです。

また、農協ができ、農協は農民から搾取したので、今度は農民が田畑、作物から搾取しなければならなくなってしまいました。こうして神聖な場所である田畑は、お金をかせぐための場所になってしまい、神聖な作物もお金を得るための道具になってしまいました。人々を幸せにするためのものではなく……。

そうなると土壌菌や作物たちの生きる喜びというものも失われてしまいます。田畑の霊性は下がり、作物の霊性も下がります。霊性の低い田畑では霊性の高い作物は育ちません。霊性の低い土地でも育つよう品種改良がされました。

品種改良と言えば聞こえはよいですが、品種改良されればされるほど、そこに人間の欲が入り込む隙が大きくなり、作物の霊性が下がる可能性も大きくなってしまいます。特に雄性不稔のＦ１の種とかですね。

Ｆ１の種は、霊性が低い土地、そして作り手が霊性が低い人でも作れるようになっています。要するに種の霊性も低いのです。

種の霊性が低いということは、崇高な目的を宿していないということです。それでもＦ１の種は遺伝子をいじくっていないので、まだ救いがあります。

しかし、遺伝子組み換え作物とか、ゲノム編集作物とかの遺伝子をいじった作物は、著しく霊性が下がっています。そして、それらは人間の健康を害する可能性が高いです。

放射線を照射して遺伝子を変異させて得られた品種も霊性的に見るとよろしくないです。

植物、作物への思いやり、感謝、敬意がまるでないから、平気でそのようなことをしてしまうのです。

遺伝子というのは、膨大な時間をかけて環境と相互作用した結果であり、その膨大な歴史であり、生命そのものです。その生命そのものである遺伝子を切ったり貼ったり、傷つけたりすることは、その生命に対する冒涜です。命の尊厳を踏みにじることです。このことをよくわかっていただきたいと思います。

そしてそういう霊性の低い作物を食べることで、私たちの霊性が下がってしまいます。

さきほど、食べるという行為はとても神聖なことで、神人合一の儀式であると言いました。もしその食べるものが穢れていたらどうなるか？　私たちの体と心が穢れてしまうのです。食べることで神に近づくのではなく、食べることで神から遠ざかってしまうということです。

私たちの体と心が穢れることで、体と心にさまざまな不調となって現れます。

現代、病人で溢れかえっているのは、食べ物の穢れによって生じていると言っても過言ではないと思います。食べるもので私たちの体と心はできているのです。食べるもので日々私たちの体と心の穢れが浄化されているのです。食べるもので、私たちは健康でいられたのに、その食べるものが穢れていたら、体が病気になり、心が病気にならざるを得ないのです。

食べ物と信仰心

肉体というのは、魂の乗り船であり、神殿です。魂の目的を達成するために必要な神殿です。食べ物が、細胞一つ一つに英気を与えて、肉体という神殿を建て直ししているのです。日々、神殿の破壊と修復が行われていますが、そのためのエネルギーは食べ物から得ています。

食を軽んじるということは、魂の乗り船である神殿を軽んじるということで、そうなると魂の目的を遂行することは難しくなります。

そして食べ物は心を健康にするために必要なエネルギーを与えてくれます。健康な心とは感謝と尊敬の心です。生かされていることへの感謝と尊敬、信仰心ですね。

これが健康な心で、一方病気の心とは、未解決な感情、怒り、恐れ、悲しみです。これが不健康な心で、インナーチャイルドと言います。食べ物が、信仰心を大きくし、日々インナーチャイルドを癒してくれているのです。

ですから、食を軽んじるということは、信仰心を軽んじることと同じで、感謝を忘れ、不満の多い苦しい人生になりやすくなるということです。

なぜ豊受米が美味しくて、なぜ黒米が美味しいのか。なぜ大麦が美味しくて、なぜサツマイモが美味しいのか。なぜサトイモが美味しいのか、一人一人が知らなければなりません。

薬草の効果効能だけではなく、私たちが日々食べているものの霊性的な効果効能を知る必要があると私は思うのです。これを学ぶことは、とても大切なことだと思います。

食というのは、ものすごく深い学問なのですよ、本当は。だけど、これをわざと反対にしちゃっている人がいます。人々が目覚めないようにです。でも一番大事なのは食なんですよ。

このサツマイモは巨大ですけど、料理を作る人が、大きいイモだと鍋に入らないとか、そういう不平不満をもたない。小さく切れば鍋にも入るわけですから。大きくてもスカスカでなく、とても美味しいですよ。

今年のサツマイモは、例年より大きくなってくれましたが、これから人間社会で食糧危機が来ることを察して、一人でも多くの人がこの一つのサツマイモを食べられるようにと思って大きく実ったようです。結局、食糧危機は人間の意識が変化したために延期されましたけど……。

植物たちは考えてくれて私たちに提供してくれます。歴史を見ると、いつも芋が飢饉のときには救ってくれているのです。コメではありません。「芋は分かっているな」と思って、そんなことを仏さまから教えて頂きました。

百姓が一番の治療家

新しいパンデミックが来るかも知れないというなか、私の役目は「希望」だと考え、常に希望を伝えてきました。

希望の一番は食糧です。

人間にとって希望は食べること、生きていけることです。それがあってこそ他の治療もあるのです。食があってこその自然療法「ホメオパシー」です。

治療の根本は食事です。何を食べるかが大事であり、ありがたいと思って食べることが大事なのです。

霊性の高いものを食べる、感謝しながら食べる、これが大事なのです。だから、ホメオパシーが一番に来ることはありません。

ホメオパスの私としては、ホメオパシーが一番と思いたいけれど、そうじゃないんですね。考え直さないといけない。ホメオパスは特に。

一番は食べ物です。

だから、食べ物を作る百姓が一番の治療家なのです。

よい作物を使って、美味しく料理する、愛情込めて食事を作ることもとても大事なことです。そういう意味では、料理人や家庭の料理を作るお母さんが二番の治療家かもしれません。

そうして作物を作ってくれた大自然、天照大神さまをはじめとするご神仏さま、お百姓さんたち、食事の神さまである豊受大神さま、料理人、お母さんに感謝をしながら食べることがとても大事なことです。

○ 本気で人を治療したいと思ったら、霊性の高い作物を作る百姓にならなきゃいけない。
○ 食べるだけで幸せになるような、愛のいっぱい詰まった作物を作らなきゃいけない。
○ そうして、その愛のいっぱい詰まった霊性の高い作物を使って料理をする料理人にならなきゃいけない。
○ そうして、信仰心をもって食べることの大切さを教えられる人にならなきゃいけない。

生かされている理を知り、感謝と尊敬の心をもって食べることが大事で、信仰心をもって食べる自分というものが三番の治療家かもしれません。生き方、考え方をこのようにすれば病気の予防にもなります。

もしそれでも病気になってしまったら、ホメオパスにかかることです。

だから、私は常々、百姓ホメオパスが最強だよと言っているのです。今、百姓ホメオパスが何人か誕生してきました。とても嬉しく思います。これは本当なのですよ。

ホメオパシーの社員たちは、いろんな病気をもっていた人が多いですが、その社員を見ていると、豊受の食事をとり続けて楽になっている人が多いと実感します。

感謝にあふれている芋を食べることで君も感謝が出てくるようになります。生命力が高いものを食べて、生命力を養うことができます。

多くの人が自然な種を使い、自然農をやったなら、多くの人の心と体が健康になり、救われます。

自然な種、自然な農業、信仰心のある農業、食への感謝、これがあれば、日本の未来は明るい。ここに希望がある、ここにしか希望はないかもしれない。

ここが根本です。新嘗祭のこの日に、このような話ができて嬉しく思います。

第2章

農作物と加工品の霊性的見解

農作物

●豊受米（玄米）

「自分さえよければいい」「他人なんてどうなっても関係ない」というような悪い個人主義の意識が、協調性とか「一致団結して皆で手に手を取り合って協力して頑張ろう」といった他者との繋がりを受け入れ、人との繋がりの重要性を認識できるようになる。個人主義から全体主義になるという感じ。

●もち米

人に働きかけることや内容の霊性が普通の米より高い。どういうことかというと、気持ちがポジティブになる。ポジティブになるとはどういうことかというと、自分に対して賛同しない、逆らう、反対する、意地悪したり、悪意を向けてくる、あるいは、その人を受け入れられないような気持ち、全ての人を敵と受け止めてしまうような気持ち、自分にとってネガティブな人だとか、自分が相手をネガティブに感じてしまう状況など、そのようなときに豊受のもち米を食べることでそれらが和らぐ、心が広くなる、相手を許せるようになる。そうすると相手との関係も良好になる。大人の魂が調和してくる。霊性も高まる。普通の米にもそのような働きがあるが、もち米はさらにそれらの働きが大きい。

＊お米文化は心が優しくなる。

●黒米

「一人が寂しい」「一人が辛い」「一人でいられない」「一人にしないでほしい」というように「誰かと一緒にいたい」「人と関わっていないと生きていけない」という依存の強い人が、黒米を食べると、一人でいる恐れや悲しみが減り、「一人でもやっていける」と思えるようになり、自立心を育てる働きがある。

●小豆

他者を見下したり、マウントして相手を弱い者、劣る者、できないやつと考えて、「自分が相手から必要とされている」「自分は必要とされなければいけない」と思っている。そして「必要とされるためには優れていて、賢くて、できる人と相手に思われなければならない。そうでないと相手に見捨てられてしまう」と思っている。そういう優秀インチャ、見捨てられインチャが癒される。

●落花生

生命エネルギーが増える。生命エネルギーが出てくるので活動的、積極的に前向きな気持ちにしてくれる。「やりたくない」「何もかも嫌だ」というようなときに前向きにし、やる気が出て、勢いが出てくる。

●サツマイモ

「人から愛されない」という意識が改善される。「人から愛されない」という意識は、この場合、「相手にされない」「ひとりぼっちになる」「誰もたすけてくれない」「孤独」「一人で生きて行く寂しさ」などの意識で、サツマイモを食べること、でその「人から愛されない」という意識がゆるんでいき、生きていこうという気持ちが湧いてくる。

●サツマイモの干し芋

一つは、求めても求めてもどんなに手に入れても満足できない。そういう貪欲な人、強欲な人が満たされたと思わせる働きがある。もう一つは、見捨てられて、人の優しさ、温かさがほしいと悲しくなる気持ちが癒される。どちらも愛されないから欲求不満があるけれど、愛されない意識がゆるんで、愛されない、満たされない思いを満足させる。食べると幸せになれる。

●玉ねぎ

「相手が悪い」と相手のことを許せない、受け入れられない、了見の狭い意識が改善されて、人を許せるような心に変わっていく。信仰心を高める働きがある。

●ゴボウ

「人は自分を嫌っている」「悪く思っている」「要らない、必要ないと思っている」「いなくてもいいと思っている」このように自分の存在価値を否定されていると受け止めてしまう意識、考え、心の状態がゆるみ、「自分が感じるほど悪く思われてはいない」と変化し、対人恐怖、引っ込み思案、消極性が改善される。

●ショウガ（生）

「自分さえよければ他人や世の中がどうなったって知ったこっちゃない」。このような自己中で世の中に関心がない考え方の人が、他者の不幸や苦しみ、世の中の暗く辛い状態に心が痛むようになる。そのような感受性が高まり、世の中をなんとかいい状態にしたいという気持ちが目覚めてくる。

●ショウガ（パウダー）

　生ショウガが人の苦しみがわかるような効果があったが、それは、人の存在を無視していたような人、人を相手にしていなかった人が、ショウガによってそのような意識が変わって、人々の存在を認めるようになり、相手の苦しみや人々の苦しみが理解できるようになったからである。ショウガパウダーは、さらにご神仏さまの存在を認められるようになっていき、信仰に目覚めさせる働きがある。乾燥させることでショウガの効果が増す。

●カボチャ

「一人取り残される恐れ」「置き去りにされる恐れ」「誰もいなくなる恐れ」「独りぼっちになる恐れ」「一人きりになってしまう恐れ」を癒す力がある。孤独を感じやすい人や「冷たくされたくない」「優しく包んでもらいたい」などの思いをもっている人に良い。カボチャを食べることで体も心も温まる。温かいカボチャスープを飲むことで心がほっこりするようになる。

●ナス

「他者よりも勝っていたい」「優れていたい」「勝ちたい」という意識が薄まる。

●オクラ

「悪いことをしても自分の望みを叶えたい」「他人に迷惑をかけても自分の望みを叶えたい」などのずる賢い、悪い考えが自分の中にあるなと気づかせて、粘り強く考えを改めるように働きかけてくれる。

●モロヘイヤ

　自分のいたらないところに意識が行くようになり、自分はここ駄目だなというところを意識して、粘り強くその意識を改めようという気持ちにさせてくれる。

●ツルムラサキ

「損をしたくない」「得をしたい」という意識が薄まっていく。

●ホオズキ

　自分のやっていることを邪魔されるとか妨害される、余計な手出しをされる、流儀とか流れを変えさせられるといった「自分の思い通りにさせないやつが許せない」という意識や思い通りにしたい欲が和らぎ、相手の言い分を聞ける、受け入れられるようになっていく。干しホオズキは貧血にもよい。生で食べるよりも少し効果が高くなる。

●空芯菜

　自分の中にある空虚な感じが埋め合わされて自信がもてるようになる。

●万願寺唐辛子

自分のもつ要求、願望の中で、強い要求、願望を一時的に煽ったり、拡大する働きがあり、要求、願望が増大、広がることで、どっかで広がりすぎた、行き過ぎたと気づかせて、要求、願望を収束させる働きがある。※同種療法と同じ原理。

●唐辛子

魂を活性化させる。人から自由を奪われている、服従させられている、まるで籠の中の鳥のような状態。人から抑えつけられて自由を奪われているような感覚をもっている。「自分は自由になれない」と思い込んでしまっている。本当なら動けるのに、自分で動けないと思い込んで、自分の可能性を殺している、可能性を消している状態。その心・意識に反応して魂まで動きを弱めてしまう。魂が動きを弱めてしまうと信仰心や前向きな気持ちが働かなくなってしまう。そういう状態を解放させる力が唐辛子にはある。魂を自由に動けるようにする働き、魂を活性化させる働きがある。その結果、固定観念がゆるみ、自分が変革する、前向きな気持ちになる。そのような力が唐辛子にはある。

●春菊

「他者よりも能力が高い」「他者よりも強い」「他者よりも優れている」、そのような優秀さで「他者に負けてはならない」「勝たねばならない」という「負けず嫌いインチャ」「優秀インチャ」「トップになりたい意識」のようなものをゆるめて、心に余裕、ゆとり、安定をもたらしてくれる働きがある。

●みかん（生）

心が立ち直る・復活する・蘇る・元の状態に戻る。傷ついて弱って元気がなくなった心が元の元気な状態に蘇り、復活させる働きがある。心の元気な人は、さらに心に余裕ができて寛大な心、愛のある人になれる。

●みかんを輪切りにして乾燥させたものや、粉末（実も乾燥させて入っているパウダー）

人の嫌なところ、マイナスな所、ネガティブな所、そういう所が見えなくなる。感じなくなる。許せるようになる。心が大きく寛大になり、器が大きくなる。受け入れる力が増す。そういう霊性の高い人の意識に変わる。

ハーブ生酵素

ハーブ生酵素*全体の効果

肉体がストレスを受けたとき、神経伝達・脳からの指令・ホルモンなどの分泌物による伝達（バトンリレー）がうまくいかず、過度に働き過ぎたり、働きが低下したりと、ぎくしゃくしてバランスが悪くなっているところがスムーズになる。各部の機能のバランスがとれ、働きが正常化する。

●カレンデュラ生酵素

「自分は要らない」「必要とされない」「存在する価値がない」など、「自分はたいした存在じゃない」と思い、また人からもそう思われているように感じて怖気づき、気力がどんどんなくなった状態・落ち込んだ状態を元に戻す・回復する力がある。恐れの感情を癒す。

＊3年発酵した生酵素

●エキネシア生酵素

気持ちや意識がネガティブになる、霊性が下がって魂の力・エネルギーが落ち、霊性の高い考え方ができなくなる、相手と調和をはかる・許す・受け入れることができにくくなってしまう。愛が少なくなってしまう。そうした、霊性的によくない状態を元に戻す働きがある。

●ホーリーバジル生酵素

「自分は誰からも相手にされない」「人から好かれるものを何ももっていない」「自分は価値がない」などの自己否定、自己卑下の意識に対し、「そんな自分だけど、自分は自分なんだ」と思える力を与えてくれる。

●柿生酵素

魂に勢いをつける・魂を活性化させる力がある。魂のエネルギー源のようなもの。魂を向上させるのは、自分の意識によるが、魂そのものにも自己意識に相応じる力がある。車のエンジンを動かすにはガソリンが必要であるように、魂を向上させるためにも燃料が必要。柿の生酵素は、魂を向上させるための燃料となり得る。いくら修行しても霊性が上がらない人、魂が弱っている人に合う。それ以外に、肉体の疲れを取る働きがある。

●カモミラ（カモミール）生酵素

環境を整える。霊性の環境を整える力がある。カモミールそのものはお香にもなる。カモミールそのものに場を清める力がある。受け入れてもらえない感情（悲しみ40%、不満・怒り50%、恐れ10%）を癒す力がある。

●大根と大根の葉の生酵素

面倒くさいとか、やりたくないとか、損をしたくないというある種の子どもっぽい考え（幼児性）が減ってくる。

●紫蘇生酵素

邪気を祓う効果がある。誤った意識やネガティブな感情が作り出す、霊性的老廃物とか霊性的疲労物質、あるいは霊性的な障りは、エネルギー（プラーナ、アストラルエネルギー、エーテルエネルギー、生命エネルギー）を詰まらせ、エネルギーの流れを悪くする。この紫蘇の生酵素とることで、邪気を祓ってエネルギーの流れを良くし、霊性を癒す効果がある。霊性的老廃物の排出を促進するなんて、素晴らしい！

●人参と人参葉の生酵素

相手に対してよく思えるようになる、ポジティブに捉えられるようになる、認められるような気持ちになれる。そして外に対して、ポジティブに捉えることによって霊性的に強くなる。障りに対して霊性的な抵抗力、ブロックする力が強くなる。心霊、低霊性（霊性の低い場所とか人とか）、ネガティブな感情や意識の影響を受けにくくなる。

●サツマイモのツル生酵素

その人の中にある、恐れ、悲しみの感情（恐れ6割、悲しみ4割）で、助けてもらえない恐れ、悲しみが癒える。幼少期に親や周囲の大人から「あまり助けてもらえなかった」「大事にしてもらえなかった」「やさしくしてもらえなかった」「無関心、ネグレクト気味だった」場合、「自分は愛される価値がない」と思ってしまうが、そういう人に効果がある。

●里芋の茎と葉の生酵素

「自分の優位性を示したい」「見下されたくない」「俺が俺が」という意識が緩む。謙虚になって感謝する心が増える。マイトレー霊格（慈悲に関する霊格）が高くなる。これはすごいこと！

●キャベツの生酵素

人を悪く思う意識、「人をやっつけたい」「潰したい」「めちゃくちゃにしたい」「いなくなればいいのに」「死んでしまえ」などの思いは、思うだけで障りとなってしまう。こうした思うだけで障りとなるような意識を生み出す価値観やインチャをゆるめ、相手を思いやる心、優しく思う心が増え、人のことがより好きになれる働きがある。ある意味、人間らしくなると言える。サイコパスの人にもおすすめ。

●ゴーヤ生酵素

「自分はすごい」と思っている人や「自分はすごい」と思いたがっている人が、自分の実力ってこんなものかなと客観的に自分を見られるようになり、「自分はすごい」と思って、人を見下そうとしていたのだけれど、自分の真の実力を知ることで相手の良さ、相手の価値を認められるようになり、相手を尊敬したり、「相手を大切にしよう」と思ったり、「相手に尽くしたい」と思ったりなど、一言で言うと、信仰心が目覚めさせる働きがある。

●梅生酵素

失敗とか酷い目にあったりとか、どうしようもない災害とか、窮地に立たされてにっちもさっちもいかずに立ち上がれない状況、どん底のときにとると、「立ち上がる勇気」「前向きな気持ちにしてくれる」など生きる力、生命力が湧いてくる。復活、蘇りの効果がある。

●ショウガの生酵素

「頑張った人が頑張った分だけ得られるのが当たり前で、頑張らなかった者を助ける必要はない」。この考えは間違いではないが、弱者をばっさり切り捨てることになってしまう。それは愛のない考え方。働きたくても働けない人もいる。正論でばっさり切ってしまうような正義感の強い人に対して、弱い人の気持ちがわかるとか、弱い人を許せるように気持ちがやわらぐ。

ハーブ生酵素酢

ハーブ生酵素酢全体の効果

肉体の疲れをとる働きがある。肉体を動かすとき体内のグリコーゲン（糖質）は、クエン酸回路によってエネルギーに変換させて筋肉を動かす。体のだるさや重さはこの糖質が不完全燃焼を起こして乳酸に変わり、クエン酸回路が働かないときに感じる現象。クエン酸やアミノ酸を取ることでクエン酸回路が円滑に働き筋肉を動かすエネルギーとなる。酢はクエン酸・アミノ酸を含む大切なもの。

・疲れを取る　　　・中性脂肪を下げる

・血糖を下げる　　・血糖上昇が緩やかになる

・カルシウムの吸収力をアップさせる

・心筋梗塞、動脈硬化、高血圧、糖尿病によい。

●カレンデュラ生酵素酢

自分は駄目なやつだと感じて自信をなくしている、誰からも相手にされない悲しみと恐れで精神的に不安定になっている、そういう状態を癒してくれる。

●エキネシア生酵素酢

感情の乱れ、精神的ショックで魂の働きが弱って、霊性が落ちてしまったとき、エキネシア酢を飲むと霊性を上げて、霊性を元に戻す働きがある。

●ホーリーバジル生酵素酢

自分の考えや価値観では許せない、受け入れられない人に対し、許せる、受け入れられる器が少しずつ大きくなっていって、不満や怒りをゆるめてくれる。不満や怒りが減るというのが一番の効果。喜びが増える。

●紫蘇生酵素酢

体内の pH が調整される。「間違ったことをしてはならない」「間違ったことをするやつを許せない」という価値観がゆるむ。「自分の思い通りにしたい」という意識がゆるんで、「自分の邪魔をするやつが許せない」という意識がゆるむ。丸くなる。

●サツマイモのツル生酵素酢

生命エネルギーを活性化する力がある。病気の人に必要。

飲料物

●9種の木の葉を使ったお茶

（茶、ニッキ、クスノキ、ササ、ビワ、マツ、ヤマモモ、ベニハナ、レモン、マキ、トドマツ）

相手のために尽くしたい。相手の役に立ちたい、相手の求めるもの、求めることを提供したい。相手がよくなることを心から、魂レベルで望み求めるようになる。

●8種のハーブを使ったお茶

（豊受ホーリーバジル、イラクサ、カモミラ、バタフライピー、アップルミント、トドマツ、スーヤ、カラマツ）

自己評価が高い人、自分は人よりも優れた人間と思い込んでいる人、あるいはそう思いたい意識があって、しかし、実際は自分が思うようには評価されないとか、思惑通りの状態にはならない。そのために、周囲を馬鹿にしたり見下したりして自分の価値を高めようとして、さらに信頼を失ってしまう。そのような空回りな人生、生き方に気づかせ、等身大の自分、自分の本当の実力のなさを認められて人を敬い、人を愛せる人間に生まれ変わらせる働きがある。

＊生まれ変われる奇跡のお茶

●10種のハーブを使ったお茶

（カレンデュラ、ペパーミント、ハマナス、オレンジジジェムマリーゴールド、コーンフラワー、ミュルフォリューム、ホーリーバジル、エキネシア、セージ、ワイルドストロベリー）

人を受け入れ、人に尽くし、人を愛し、魂の成長を助ける働きがあり、霊性を向上させる働きがある。魂が求めるところを助ける。

●ゴボウ茶

他者に気を遣い過ぎたり、他者からの批判やどう思われているかが気になる人は、他者に駄目なやつ、劣るやつと思われたくないと考えている。そう考えると精神エネルギーを大量に消費・消耗し、精神エネルギーが枯渇して元気がなくなる。ゴボウ茶はその精神エネルギーを補充し、増加させ元気にしてくれる。

●蝶豆花＆ホーリーバジルのお茶

誤った意識、考え、行動によって乱れたエネルギーを修正し、疲れた心を癒して、穏やかにし、荒れた感情を安定させ、汚れた霊性を綺麗にする働きがある。

●緑茶&カモミール茶

人に対して何が大切か、どうすることが大事なのかというと、相手のことを考え、思いやり、共感し、相手のために動き、働きかけること。そして、見返りを求めず、相手を愛することが大切なのである。これを飲むと、何が大切なのか、愛することの重要さに気づかせる効果がある。

●植物パワージュース

オレンジ（リンゴ、人参、ぽんかん、へちま水、竹水、ゴーヤ、ウコン）
グリーン（リンゴ、だいだい、ウコン、人参葉、ゴーヤ、藍、モロヘイヤ）

ストレスの多い人にいい（ストレスに強くなる）。肉体的にも精神的にも抵抗力が強くなって病気になりにくくなるし、病気になっても治りやすくなる。少し体が冷えるかもしれないので、虚弱体質や冷えの強い人は、温めて飲まれることをおすすめする。

●600種類以上の土壌菌を使ったグルト（発酵飲料）

（米こうじ、玄米、リンゴジュース、豆乳、みりん粕、だいだい、御古菌）

許しやすくなり、ストレスが減る。免疫の異常な反応（アレルギー、自己免疫疾患など）を抑える働きがある。

●チコリコーヒー

自分に自信がもてるようになる。そのメカニズムは、自分は愛されない、見捨てられるという恐れを癒すような力がある。そういう恐れによるダメージを修復する力があってダメージを受ける前であれば、ダメージを受けにくくするような力がある。恐れによるダメージが修復されることで、恐れが癒され、恐れが癒されることで、自分に自信がもてるようになり、落ち込みにくくなる。

●海洋深層水を使った天然スポーツドリンク

（海洋深層水、御古菌、生酵素、生酵素酢、レメディー）

①エネルギーを整える効果がある。エーテルエネルギーからクンダリーニエネルギーまでを整える力がある。

②価値観を緩める働きがある。他者に対してコントロールしたくなるとか他者に対して支配したくなるような「他者はこうあるべきだ」とか「他者はこうでなければならない」という価値観がゆるむ。

●強炭酸水

疲労回復にいい。だらだらしたい、だらけたいというのがしゃきっとなる。やる気が出る。

●ジンジャーシロップ

あくまで例えばだが、「世の中は正しくあらねばならない」とか「弱者をいたわり、弱者に優しくしなければならない」とか「強き者は弱き者を助けなければならない」といったような、その人の中にある絶対的な価値観が強くて、頑固で折れない、負けない、譲らないというような頑なさがゆるんでくる。

●紫蘇濃縮シロップ

悲しみが減る。辛いのが嫌とか苦しみから逃げたくなる意識がゆるむ。嫌いな人から、いやなこと、嫌いなことをさせられる悲しみが癒される。自分の中の許しの幅が大きくなる。いやなこと、嫌いな人を受け入れられるようになり、生きるのが楽になる。

●６００種類以上の好気性土壌菌培養液

生まれる前の、目的を知っていたときの状態に戻す働きがある。仕組みはよくわからないが、本来の目的を思い出させる働きがある。御古菌には、神なる力がある。御古菌そのものが神さまじゃないか。御古菌を飲むことで神人合一となる。

おかず

●ミネストローネ

中性脂肪が低くなる。血管の柔軟性を取り戻す。血管年齢が若返る。執着がなくなる。変な偏ったこだわりがなくなって人間性がよくなる。

●大麦リゾット

骨が丈夫になる。骨格が整ってしっかりする。愛される価値がないという恐れ、悲しみがちょっとずつ癒えてくる。（愛される価値がない→大事にされない→人と関わりたくない→人を好きになれない→孤立して神さまなんて信じられない→信仰心の欠如→骨が弱くなる）

●野菜と大豆のカレー

「他者は自分を見捨ててはならない」「無視してはならない」「冷たくしてはならない」「自分から離れていってはならない」「おいてけぼりにしてはいけない」。そういう見捨てられ系のことをしてはならないという価値観がゆるむ。

●きんぴらゴボウ

　他者からできないやつ、劣るやつ、駄目なやつ、価値のないやつ、などと思われているとネガティブに受けとめてしまう、その受け止めかたさ、ネガティブさの度合いが軽くなり、改善し、悪くとらなくなるので人づきあいが楽になる。

●山クラゲのナムル

　２つの効果がある。
①あいつは敵だからやっつけてやる、ぶっ潰してやるなど、相手を排除する意識をゆるめ、他者を敵視する意識とか相手を悪くとる考え方をゆるめ、改めさせ、人との争いや不和を減らす効果がある。
②老廃物のような体の中で必要なくなった物質の排出をよくする働きがある。

●豊受の煮物

「自分は必要とされない」「自分はいらない子だ」という自分の価値を下げている意識がゆるみ、悲しみが減る。

●厚揚げのピリ辛味噌煮

物事に対してこうあるべきだと自分の価値観が絶対だと考えて、自分独自の正義感で他者を批判・否定するうるさ型の人、迷惑な感じの人が、自分が正しいという考え方がゆるんで楽に生きられる働きがある。

●６００種類以上の土壌菌を使った納豆

立ち上がる。復興。マイナスからプラスへ。弱気から強気へ。落ち込んだり、気分が沈んだり、元気のない状態から前向きに頑張ろうという気に変えてくれる。なぜか?　過去の元気を無くすような経験(失敗、しくじり、不幸な苦しい経験や嫌な経験)をしたときにできたネガティブな意識や感情を癒す働きがあるから。供養。ネガティブな意識を供養してくれる。落ち込む元となる意識が無くなるから、元気になる。

＊Aさんの父親が死んだときにとにかく納豆が食べたくなって納豆を食べまくった。Aさんの父親が納豆好きだったから食べたくなったと思っていたが、Aさん自身の心が納豆を求めていたのかもしれない。なぜならAさんは、父親によって作られたネガティブな経験をたくさんもっていたからである。御古菌納豆は食べ過ぎの問題はない。いくら食べても問題ない。一方、市販の納豆は、食べ過ぎると免疫が落ちる。

●豆腐

いじめや嫌がらせなど、人から嫌なことをされて相手を許せないというストレスを日々もっている。許せないという気持ちが豆腐を食べることによってゆるみ、許せるようになる。

●厚揚げ

相手に対して求めなくなることで許せるようになる。(豆腐を油に入れて火を通すことと関係している)

●チコリクリーム

自分の思いとか自分の気持ちを言うのが怖い人、自信がもてないような人、自己卑下している人、そういう人に自己を主張する勇気を与えてくれる。

ポタージュ

●ニンジンと豆乳のポタージュ

「自分は、他者から精神的に苦しめられたり、辛い目に合わされたり、嫌な思いをさせられたりしてはいけない」というような「自分に優しくしろ・大事にしろ」という意識がゆるんでくる。

●ビーツとサツマイモと豆乳のポタージュ

「他者は自分を攻撃する」「酷い目に合わせる」「嫌なことをしてくる」というような被害者意識、被害妄想のようなものをゆるめて、「相手はそんなことしないいい人なんだよ」と、捉えられるようになって、相手を信用できるようになる。

●そら豆の豆乳のポタージュ

「一人では生きられない」「一人はつらい」「誰かに支えてもらわないといられない」というような依存心が強く自立できないような幼い考えの人に、自尊心を与え、一人で生きていける勇気を与える働きがある。

●カボチャと豆乳のポタージュ

①「誰からも相手にしてもらえない」「誰からも大切にしてもらえない」という意識が癒される。
②「一人でいるのが辛い」「もっと関わりをもってほしい」という意識が癒される。
③「他者から邪魔者扱いされた」「他者から必要ない者として扱われた」という意識が癒されて、「自分は愛される価値がない」という意識が減っていく。

調味料

●みそ

「人から見捨てられたくない」「人から冷たくされたくない」「無視されたくない」「自分から離れていかないでほしい」というような見捨てられインチャが癒される。お母さんが作るみそ汁を飲むことで、「愛されている」「大事にされている」「優しくされている」と思える。

●しょうゆ

心が広くなるとか受け入れやすくなる。心に余裕が生まれるようなある種の充足感、満たされた感じがあり、余裕ができる。幸せのしょうゆ。

●オメガ3たっぷりオイル

（アマニ油、ゴマ油、サフラワー油、見草油、小麦胚芽油）

生でとるとクンダリーニエネルギーの流れをよくする働きがある。クンダリーニエネルギー不足からくる霊性低下の改善（クンダリーニエネルギー不足からくる体調不良の改善）。霊性の不一致の改善（霊性の不一致からくる体調不良の改善）。脳内の神経伝達の改善。頭がすっきりして頭の回転が早くなる。

●重ね仕込み醤油を使った調味だれ

「だらだらしたい」「さぼりたい」「いい加減にやりたい」「適当にごまかしたい」という気持ちがなくなり、「真面目にやりたい」「他者と仲良くなりたい」「よい関係を築きたい」「和を尊びたい」「人との繋がりを大切にしたい」という意識になる。

●ベジタブルタルタルソース

（乳製品・卵不使用のタルタルソース）

「人さまの役に立ち、世の中に貢献し、そこに存在する価値、そこに居られる権利を獲得しなければならない」という意識が強いと、役に立つ、必要とされる、評価される、優秀でできる人でないと生きづらいし、生きることそのものが苦しくなってしまう。「役に立たなければならない」「必要とされなければならない」「評価されなければならない」「優秀でなければならない」という価値観をゆるめて楽に生きられる働きがある。

●チリソース

「思い通りにしたい」「邪魔されたくない」「干渉されたくない」「束縛されたくない」「ほっといてほしい」「自由になりたい」という意識がゆるむ。

● 10 種野菜と海のミネラルのスープ

（白菜、人参、人参葉、大根、大根葉、じゃがいも、干し椎茸、昆布、野沢菜、玉ねぎ、ゴボウ、生姜、深海塩）

肉体的に整う。「相手に嫌われたくない」「相手に好かれなきゃいけない」「相手を不快にさせてはいけない」「相手によく思われなければいけない」そういう意識が改まる。「相手によく思われなければいけない」と思うのは、自分に価値がない、自分に自信がない、人が恐いからで、そういう意識も改まる。

●ディージョンマスタード

「お母さんに甘えたい」「大事にしてもらいたい」「守ってもらいたい」というマザコン気味な人にすごく合う。「母の愛情がほしい」という母や大きなものに対する依存がゆるみ、自分で立ち向かう意識になって自立ができる。

糖

●糖全般

「一人にさせられる」「見放される」状況で生じる怒りや恐れが糖をとることでゆるむ。白砂糖にもそういう効果がある。白砂糖も黒砂糖もハチミツも安心させる働きがある。不安な人は甘い物をとりたがる。

●白砂糖

白砂糖をとると、「自由になりたい」「ルールや規則に縛られたくない」という意識が強くなる。白砂糖をとりすぎると個人主義が強くなり、組織や団体の中で居づらくなる。白砂糖をとるとクンダリーニエネルギーの流れが悪くなる(霊性が低下する)。

●ハチミツ

「自分の考えとか価値観に合わせてほしい」という思いが強くなる。「賛同してもらいたい」「同調してもらいたい」「共感してもらいたい」「わかってもらいたい」という思いが強くなる。同時に自分も相手を受け入れたくなる気持ちが強くなる。人を好きになる。また、ハチミツには人を正す効果がある。

●みりん糖

ご神仏さまに対するネガティブな意識を改める力がある。ご神仏さまは私たちの味方であり、私たちを含む世の中の全ての人を救うために全力でサポートしているが、そのように思える人はいいが、ご神仏さまに対して恐れを感じていて、あまりよくとらえていない人たちがいる。たとえば、「神仏が罰を与える」「神仏はどこにいるのかわからない」「神仏は得体の知れない存在だ」「神仏に酷い目にあわされる」「神仏はえこひいきして、行いのいい人しか救ってくれない」「神仏に頼るのは弱いやつで努力しないやつだ」などの偏った考え方、間違った考え方をしている人、悪いイメージをもっている人が、みりん糖をとることによって、よいイメージに変えられる。もともとご神仏さまを信じている人は、みりん糖をとることで、さらにご神仏さまの理解が進み、深い考え方になっていく。

●麹糖（甘酒）

自分や他者に対して、ちゃんとしていなければならないという厳しさがゆるむ。許しが増えて優しくなれる。この効果はみりん糖にもある。

糖の歯への悪影響（霊性的見解）

白砂糖の歯に与える悪影響を１００とした場合

黒砂糖の悪影響 ……………………………… ５８

ハチミツの悪影響 ………………………… ３４

みりん糖の悪影響 ………………………… ３２

麹糖の悪影響 ……………………………… ３２

おやつ

●麦粉菓子（バター・卵・牛乳を使わないはったい粉のクッキー）

頑張る、努力する、精一杯やる、だけど、ほめてもらえない、認めてもらえない、わかってもらえない、気づいてもらえない、という苦しみをゆるめてもらえる。日頃から頑張り過ぎている人に安らぎ、安心感を与えてくれる。

●ベジタリアンのエナジーバー

（薄力粉、きな粉、カシューナッツ、柚子マーマレード（生はちみつ）、みりん糖、かぼちゃ、人参、ポンカン、カレンデュラ、カモミラ、出汁汁、ひじき粉、椎茸粉、ブレンド生酵素、ホメガオイル）

御古菌につぐ霊性的な働きを治す食べ物になれる。クンダリーニエネルギーの下降を助ける。たとえばある人は、悲しみで胸が詰まるとクンダリーニエネルギーが上がりっぱなしになり、降りてこなくなる。そうすると頭がつまる。鼻もつまることがある。この症状は経験した者しかわからないが、けっこう辛い。クンダリーニエネルギーが上がって降りない場合、霊格を高めない限り降りてこない。しかし、サンキューブを食べることでクンダリーニエネルギーの下降を助けるというのだから、これはすごいこと。クンダリーニ症候群は二種類あって

①クンダリーニが上がっていかないことによって生じるもの。

(クンダリーニが目覚めると脊柱にあるシュスムナー管を上昇するが、インチャのブロックがあるとそれ以上上昇できず、クンダリーニエネルギーがチャクラに流れ込むが、オーバーフローしチャクラが機能しなくなり、さまざまな症状が出てくる)

②クンダリーニが降りないことによって生じるもの。

(クンダリーニは上がったなら、上がったぶんだけ降ろさなきゃいけない)

ファイナル霊格(神仏がその人に最終的に求める霊格)が高い人、高い霊性を求められている人にクンダリーニが上がって降りてこない人が多い。ファイナル霊格が高い人にはサンキューブをすすめたらいい。精神的な病気の人にもいい。霊性的な効果が高い。

●ドライキウイ・ドライホオズキ

無償の愛に目覚める。自己犠牲と誰かのために頑張るとか、人の役に立ちたい、人に尽くしたくなり、人に尽くすことを厭わなくなる。誰かのために何かをしなくちゃという気持ちにさせる。

●乾燥納豆

人が自分から離れていく悲しみ、一人になってしまう悲しみが癒える。「見捨てられインチャが強い人」「一人でいるのが辛い人」「孤独に耐えられない人」「常に誰かが側にいてくれないとやってられない人」が一人でいられるようになる。

●酒蒸しパン

人間関係が穏やかになる。「他者と仲良くなりたい」「他者とよい関係を築きたい」「和を尊びたい」「人との繋がりを大切にしたい」という意識になる。

スイーツ

●モモジャム、コンポート混合

「周囲に流されたくない」「自分らしさを貫きたい」と、格好いいことを言う人がいるが、これは大義名分で、「干渉されたくない」「邪魔されたくない」「自分の流儀ややり方を変えられたくない」というわがままで頑固な意識から来ている。これを食べることでその意識がゆるみ、考えや姿勢に柔軟さが出てくる。もろもろ受け入れる許容量がアップし、懐の深い人間になる。

●発酵あんこ

小豆には、「自分をわかってくれない」「受け入れてくれない」「大事にしてくれない」という気持ちを和らげる働きがある。米麹は、「寂しさ」「虚しさ」「空虚感」を和らげてくれる。小豆を発酵させたものは、もろもろ上手くこなしていく働きがある。この三つが合わさると、「自分を愛してくれないという恐れ・不満・やりきれない虚しさ」を和らげてくれる働きがある。

●モンブラン（和栗を使ったケーキ）

食べると「世の中とか大衆の総意に従わなければならない」「迎合しなければならない」「世の流れに従わなければならない」「同調圧力の屈しなければならない」「強い力に本来の自分の意志、意見を言っちゃ駄目なんだ」という考えを改めさせてくれて、自分の考えや意志を表現できるようにしてくれ、自分らしく生きられるようになる。

●みかんゼリー（重曹入り）

（みかん、ポンカン、有機はちみつ、だいだい、重曹、寒天）

①注目されたい、ほめてもらいたい、いい人・できる人に見られたいという意識で消耗した部分を取り戻してくれる。
②本当は無理したくないんだけど、ついつい頑張ってしまってこれ以上頑張れないとなったとき、消耗した部分を補ってくれる。
＊基本的に注目されたい、ほめてもらいたい、いい人できる人に見られたいという欲がだんだん減って行くので、無理することで病気を作っている人には、病気予防効果・治療効果がある。全ての人は認めてもらいたいという欲をもって生きているので全ての人によい。

漬物

●べったら漬け

①「社会が悪い」「周囲の人が悪い」「自分は悪くない」という責任転嫁の意識がゆるむ。

②「人から無視される」「相手にしてもらえない」という意識がゆるむ。

③自分の周りに誰もいなく、ひとりぼっちになる恐れの感情がゆるむ。

●からし菜の漬物

「他者から邪魔者扱いされる」「邪険にされる」という意識がゆるんで、「他者から大事にされる」「愛される」という意識が強くなる。元にあるのが、フェース霊格（信仰心に関係する霊格）を高める働き、信仰心を高める働きがあり、その結果、そういう意識に変わる。とても重要。

●キムチ

人と関わることで「傷つけられる」「痛い目に合わされる」「苦しくなってしまう」と考え、引きこもったり、一人でいることを好む人に対して、その恐れが和らぎ、心を強くたくましくする。自己卑下が減る。

●大根を使った千枚漬け

「自分は大事にされない」「優しくしてもらえない」「愛される価値がない」と感じたときに生じる感情（悲しみ８０％　恐れ１１％　拒絶９％）が癒され、悲しく感じてしまう意識がゆるんでくる。

●梅干し

御古菌と似たところがあって、本来の自分に戻す働きがある。傷ついたり落ち込んだり自信をなくしていて、小さくなっている心や魂を元の自分に戻してリセットし、自信を取り戻す働きがある。

＊口腔内の酸性をアルカリにするのにとてもよい。

治療食

●金柑／ヤマモモの蜂蜜漬け

（金柑／ヤマモモ、有機はちみつ、みりん糖、生姜、シナモン、ヒハツ、丁子）

すごい効果がある。「褒められたい」「貶されたくない」「尊敬されたい」「見下されたくない」「優しくされたい」「粗末に扱われたくない」「いつも見ていてほしい」「無視しないでほしい」「冷たくしないでほしい」ようするに「愛されたい」という人間の究極の欲求、インチャの根本的欲求＝煩悩、これが病の原因であるが、この病の原因を昇華し減らしてくれる働きがある。

●ふき／春菊の味噌

（ふき／春菊、黒大豆味噌、菜種油、有機はちみつ、みりん、酒、鰹だし、ごぼう、生姜、ゴーヤ、ウコン、唐辛子）

癌は「本当は自分はもっとできるはずなのに」と思い、不満足、納得いかないことや自分のできないことを責めることで作られることが多い。これを食べることでこのような傾向が癒される。

●酢酸膜

神経にいい。傷ついて痛んだ神経を治す。自分の存在がなくなってしまうような怖れが改善する。魂の修正。魂の傷を癒す。

食品添加物

●天然重曹（食用）

犠牲の鉱物。慈悲の鉱物。重曹は確かに癌に効果がある。重曹がアルカリだから効くというわけではない。重曹の霊性的な意味は、自己犠牲。他者に対して自分が犠牲になっても助ける。重曹そのものにそういう意識が宿っている。

癌というのは逆の自己中、自分さえよければいいという人にできる。言いたいことを我慢していると癌になるので、癌の人は、自分を犠牲にしている印象をもつ。確かに癌の人は我慢しているのだけれど、それは自己犠牲ではなく、自分を粗末にしていることであり、自己犠牲とは全く違うものである。

我慢することは、自分を否定することで、自分を粗末することだが、自己犠牲は、自分を否定していない。真菌の霊性的な意味をみると、「他者が自分を粗末にする恐れ」というのがある。虐げられる恐れの強い人の中で真菌が増殖する。

重曹で癌を治して終わりだと霊性的にはよくないが、癌が治ってから、インチャ癒しをしっかり行うのであれば、先ずは癌を重曹でなくすことは霊性的に見ても悪いことではない。

風呂に入れる場合は、２００リットルあたり４０ｇ
飲む場合は、1日3回（朝・昼・夜）　1回2ｇ×3回

●天然石膏（食用）

９０％…霊性向上に適っている。人はそれぞれ価値観をもっている。その人の中で正しいというのをもっている。その人のもっている正しい生き方から外れると恐れ、怒りがでたり、嫌な気持ちになったりする。「人は正しく生きるべきだ」という意識は、こだわりであり執着であり、視野を狭めてしまう。そこをゆるめる働きがあって気持ちが大らかになり、許しが増える。こだわりや執着が減って、「まあ、いいじゃないか」となってくる。そうなると怒りや恐れが減って感情が安定して、結果として、生きるのが楽になる。病気にかかりにくくなるし、ストレスも減って長生きできる。

１０％…「正しくあらねばならない」が他人に向いているとき、他人に向ける「正しくあらねばならない」という意識が減る。たとえば、ルールを守らない人を見たときにけしからんという気持ちが減る。

…………………………………………………………………………………………………

＊1日1回とるとして、1回の量を3グラム以内であれば害にはならない。個人差があるから一概にはいえないが、1グラム以下ならまず問題ない。多くても3グラムにすること。多すぎると、「他人に対して干渉したくなってしまう」という問題が生じる。

雑貨

●ヘチマ水

細胞の修復によい。あとは2つのインチャを癒す効果がある。

1つは、過去に傷つけられたり、酷い目にあわされたり、差別をされた経験がある人が、特別に大事にされたい、一番優しく大切にしてほしいという欲が強くなってしまい、自分に対してよくしてくれない人を批判したり、ネガティブに思ったりしてしまう。そういう自分に優しくしてくれない人に対するネガティブな意識を和らげてくれる。被害者意識、被害妄想のある人、打たれ弱い人、傷つきやすい人によい。

もう1つは、疲れるのは嫌、自分でやるのは面倒というルーズな人、人任せの依存の強いやりたくないインチャをゆるめてくれる。やる気を出させてくれて、前向きな気持ちにしてくれる効果がある。

●トゥースペイスト（フェンネル粉末入り）

「自分は駄目なやつ扱いされる」という意識がゆるむ。（駄目なやつ扱いされて生じる怒り、悲しみ、恐れが減る）。駄目なやつ扱いされて、（悔しさで）歯を食いしばっている人が使うと、歯を食いしばる傾向が和らぐので、歯茎や歯にも負担をかけない優れもの。

不自然な作物

●雄性不稔（Ｆ１品種）の作物全般

雄性不稔とは、花粉ができない現象を言う。現在Ｆ1の野菜の多くが雄性不稔の野菜となっている。

雄性不稔の野菜を食べると精子が減少するということはない。自然界でおしべができないものはときどき出現するが、それは悲しみの感情が欠落することによって生じる（野菜も悲しみ、恐れ、怒りの感情をもっている）。適度な悲しみの感情がなくなることによって怒りの感情が増す。雄性不稔の野菜を食べると感情のコントロールがうまくいかなくなる。切れやすくなったり、不安定になったりする。肉体面というよりも、感情面への影響が大きい。しかし、感情が不安定になればエネルギーが低下し、エネルギーが低下すると霊性が下がり、やがて器質的な病気が生じる。そういう意味で体にも害になる。

●ゲノム編集の作物全般

ゲノム編集とは特定の遺伝子を狙って破壊する技術で、ゲノム編集高ＧＡＢＡトマトなどがある。

遺伝子を壊すということは、自然にあるものを壊すという形になる。自然＝神さまであるから、ゲノム編集をするということは、神さまを壊すということ。完全な状態をあえて不自然な形にするわけだから、病的な作物になる。自然な状態を壊すことで作物の霊性が下がる。霊性の低い作物を食べることで食べた人の霊性が下がる。また病気の作物を食べることで食べた人が病気になっていく。体によくない。

●放射線をかけて品種改良した作物全般

　放射線をかけて品種改良した作物を食べた他者が、自分に対して冷たく感じるような態度をとるようになる。そうして、相手からのそういう感情を受けて、放射線をかけて品種改良した作物を食べた自分も、人とよい関係を築こうという意識が減ってくる。その結果、お互いに助け合うとか協力し合うとか、信頼しあう気持ちが減ってくる。人間関係が疎遠になり、人に対しても何事に対しても愛が減ってくる。

●放射線（重イオンビーム）育種米（コシヒカリ環1号、アキタコマチRなどの低カドミウム米）

……p９６参照

●植物ワクチンを接種した作物

＊『スピリットアグリカルチャー』（近刊予定）参照

不自然な食品

●昆虫食

１０年後、昆虫食は一般的になりそう。しかし、メインになるのは人工肉である。昆虫の肉として出回るのは、肉全体の８％。多くても２０％に届かない。人工肉や加工肉に混ぜて使われるようになる。

毒素をもつ害となるような昆虫は使われない。たとえ害となる昆虫が使われたとしても出回る量自体も少ないので大きな問題にはならない。それよりも、殺されるときの昆虫の怒り、悲しみ、恐れの想念の害の方が大きい。それが気にならない人、影響を受けない人であれば、問題ないと思われる。

●コオロギ食

食べるとエネルギーの調和が乱れる。感情が乱れやすくなる。特に悲しみが出やすくなり、落ち込みやすくなる。

＊イナゴは草食性で食べても害がないが、コオロギは雑食性（他の虫も食う）で漢方の教科書でもコオロギ食は禁止されている。特に妊婦さんは食べてはいけない虫である。

●ゴキブリミルク

他者を許す、認める、受け入れる、受容する能力が人にはある。人のそういうところを否定したり、そんな戯れ言、きれい事、おためごかしと言って、自分が正しい、自分が絶対、自分が正義だと言って、自分の価値観、正しさを押し通す、あるいは人に押し付ける、という具合に強引な考え方になってくる。他者を否定するけれど、自分が否定されるとめちゃめちゃ怒る、余裕のない子どものような人が増える。

＊ビルゲイツたちは、牛が酪農で生産する本来のミルクの代わりに、遺伝子組み換え大豆やゲノム編集大豆を原料にし、合成添加物てんこ盛りにした人工ミルクや乳製品を開発しようとしている。さらにひどいことに、コオロギと同じ仲間のゴキブリ由来だとよいミルクが安く工業生産できるからとゴキブリミルクを開発しようとしている。卵も、これから養鶏を潰して、遺伝子組み換え大豆やゲノム編集大豆、そして合成添加物てんこ盛りの人工卵を食べさせようという策略ではと推測している。

●インポッシブル・バーガー（大豆ミート） p74参照

●細胞培養肉（人工肉） p76参照

●ゲノム編集トラフグ・マッチョマダイ p78参照

農薬・除草剤

●ネオニコチノイド

農薬にも意志がある。ネオニコチノイドにも意志がある。植物を守ろうという意志がある。たとえてみれば、ネオニコチノイドは、暴力団のようなもので、悪い奴だけど彼らなりに植物を守るんだという意識がある。一方、御古菌は地球防衛軍のような存在。御古菌がネオニコチノイドを説得しようとするけど、説得してもネオニコチノイドは言うこと聞かない。なので力勝負になるが、そうなるとネオニコチノイドは御古菌にかなわないので、負けて追い出される。他の農薬も基本的に同じ。

●グリホサート

グリホサートは、頑なとか、完璧主義とか、絶対に譲らないぞという意識をもっている。ただし、ネオニコチノイドと違い、御古菌が長い時間をかけて説得すると、少しずつ言うこと聞くようになる。何度も御古菌をまいていけば、グリホサートは御古菌にしたがっていく。

第3章

第15回
日本の農業と食を考えるシンポジウム

「今、食が危ない！
―自然農の復興―
化学食品はいらない」

（２０２３年6月3日）から抜粋

今回、皆さまにお伝えしたいことは、「今、日本の食が危ない」そして「日本の食を支える日本の農業が危ない」ということです。これは日本に住む全員に関わる大きな問題です。もう考えている場合ではないところまで来ていると思います。ですが、私達一人ひとりがこのシンポジウムの内容を生かし、今から対策をとっていくことで、この苦難も必ず乗り越えられると思います。

昨年のシンポジウムでも同じような話をしましたが、「食料危機」というものが、新型コロナでの混乱やロシア・ウクライナ戦争などで現実の問題として迫っています。

この「食料危機」ですが、大きく4つに分けられると思います。

1. 食料の「供給面」での危機
2. 食料の「栄養面」での危機
3. 食料の「安全面」での危機
4. 食糧の「霊性面」での危機

食料危機とは、食べ物が不足するという危機以外に、本来食べ物にあるべきミネラル・ビタミンなどの栄養が不足する危機があります。そして、健康を害する食べ物が蔓延し、食の安全が保てない危機があり、さらに、食べ物に本来あるべき、心と魂の栄養が不足することによる高い霊性が保てなくなる危機があります。これらについて説明したいと思います。

1．食料の「供給面」での危機

実際に食べ物が不足するという危機です。これについては、昨年の『第14回日本の農業と食を考えるシンポジウム』をとようけＴＶで見て下さい。

酪農・畜産潰し

酪農・畜産つぶしの動きが世界的に起こっています。

● アメリカ、ヨーロッパ、日本で、相次ぐ酪農・畜産場の謎の火災によって牛・豚・鶏の大量死が起こっています。

● 食品倉庫、加工場の火災が相次いでいます。

● 鳥インフルエンザ、豚コレラの流行という理由での大量の殺処分も各地で行われました。新型コロナと同じで、ワクチン打つから、免疫が低下し、家畜の感染症が流行してしまうのです。

● 畜産、酪農事業をやめたり、牛、豚、鶏を殺処分して酪農・畜産業をやめると政府が一頭あたり何万円とか補助金を出すという政策を行っています。

● 肉1Kgを生産するのに大量にCO_2を使うので肉・乳製品を食べるとＳＤＧｓ（エスディージーズ）地球環境、サステナブルに反するというレッテルをはられます。これは、ビルゲイツたちのキャンペーンです。

嘘の地球温暖化、聞こえの良いＳＤＧｓ詐欺キャンペーンと連動し、まずは酪農・畜産農家を潰すさまざまな政策を世界で並行して推進しています。誰が、そのキャンペーンのためのお金を国連や日本政府に出しているのでしょう。日本人の納めた税金が、この国連のキャンペーン活動費になっています。

農業潰し

アメリカでは作付けや農業をやめると補助金を実施しているようです。農家、農業潰しです。

● 日本では、登録品種の自家採種禁止。

● 太陽光パネルなら、外資が農地購入できる。

● 今年４月から、外資が農地を購入できるように農地法改正。

● コメ潰し。食糧管理制度廃止。国の管理下でなく、自主流通米、減反政策。

● 野菜潰し、日米ＦＴＡ、ＲＣＥＰ。

● 日米協議によって、「無数の日本の安全基準をゆるめろ」と脅された。

● タネ潰し。ＴＰＰ（主要農産物種子法廃止、種苗法改正、農業競争力強化支援法）

なぜ畜産潰しや農業潰しをしようとするのでしょうか？

食糧自給率を減らすことは国力が減るということですから、

食糧自給率を減らせれば、国を乗っ取ることができます。その戦いをしかけられているということです。

ですから、種子法廃止、種苗法改正もその一環だと思っています。当面は起きないでしょうが、いずれ種の多くの権利は種子メジャーに奪われてしまうと思います。種の権利を奪われたら日本国もお終いです。

2. 食料の「栄養面」での危機
3. 食料の「安全面」での危機

もう一つ、食糧の栄養面と安全面からよろしくない食べ物を食べさせることで国力を弱める戦いをしかけられています。

結論から言いますと、これは、ビルゲイツたち、世界経済フォーラム側が仕掛ける人口削減政策だと思います。世界の人口削減政策の第一弾が、新型コロナパンデミックと新型コロナワクチン政策によるものでしたが、この人口削減政策の第二弾を農業潰しと不自然な食でやろうとしています。

彼らの言いなりである日本政府が推進する「食料安全保障政策」の中身は、割に安全で栄養のあるロシアなど、彼らにとって敵国陣営の農産物は買わせず、危険なアメリカのものは買え！というものです。それは、アメリカなどの属国、食民地になれ！ということです。

日本の個人農家・家族農業・中小企業は潰し、食料、タネは輸入し、彼らのグローバル企業に依存させろ！というものです。「食料安全保障政策」といいながら、真逆のことをやっているのです。

彼らは世界統一政府を作ろうとしていますから、全世界の人が被害を被るでしょうが、最も大きな被害をうけるのが、何でも政府の言うことを素直に聞き、まじめで人の良い日本国民という構図が見てとれます。気をつけなければなりません。

そして、「食料安全保障政策」の目玉の1つが、「フードテック」というものです。フードテックとは、「フード」と「テクノロジー」を組み合わせた言葉で、食の最先端技術のことです。

ゲノム編集や遺伝子組み換え技術、iPS細胞からの培養などの最新のテクノロジーを活用した新しい食（不自然な食・バケモノ食）に関するビジネスをはやらせようとしています。

さきほど、畜産潰しの話をしましたが、これをやる目的は、食糧危機を演出することによって、酪農・畜産のたんぱく質の代わりに、危険で栄養のない、彼らが開発した①代替肉、②培養肉、③昆虫食、④人工ミルク・人工卵を人類に食べさせることをスムーズに移行させるためです。

食料安全保障とは似ても似つかない化学人工食のバケモノ食になっています。

フードテックの例①　代替肉（大豆ミート）

もともと代替肉（大豆ミート）は日本の伝統料理で日本のおはこでした。曹洞宗で精進料理で肉料理風に大豆ミートを使っていました。

しかし、ビル＆メリンダ・ゲイツ財団が助成して２０１６年に開発したインポッシブル・フーズ社の「インポッシブル・バーガー」は日本の伝統としての代替肉とは似て非なるものです。

「インポッシブル・バーガー」の問題点は、まず遺伝子組み換え大豆を使用しているということ、さらに肉らしさを加えるために、血液風調味料や遺伝子組み換えで作った、血液色素と同じようなレグヘモグロビンを注入していることです。

この「インポッシブル・バーガー」は米国・香港で、１０００以上のレストランで提供されています。

マクドナルドなどのファーストフードや、米国資本の精肉大手も、この大豆ミートに参入していますので、今後、大豆をはじめとして、材料に遺伝子組み換えやゲノム編集されたものが使われていないかチェックが必要になるでしょう。ちなみにゲノム編集大豆がブラジルで承認されました。どんなリスクがあるかわかりません。

インポッシブル・バーガー（大豆ミート）の霊性的見解

大きく３つの問題がある。

①信仰心が減る。信仰心が弱くなる。

②霊格が落ちる。とくにフェース霊格（信仰心に関係する霊格）とマイトレー霊格（慈悲心に関する霊格）が落ちる。フェース霊格が落ちると癌になりやすくなる。マイトレー霊格が落ちると血糖値が上がりやすくなる。糖尿病になりやすくなる。

③考え方が病んでいく。心がすさんでいく。そうして争いや犯罪が増える。

インポッシブル・バーガーへの対抗策

①遺伝子組み換えでない大豆の日本での自然農栽培を一人でも多くの方が実践するよう、広く国民によびかける。自国の消費する大豆は自国の自然農でつくろう！

②そうして作られた大豆を使って、無添加の大豆ミートを商品化しよう！

③食品も外食もＮＯＮＧＭＯ、ＮＯＮゲノム編集を消費者が確認できることが大事。豊受マーク、ＯＫシードマークなどの自主表示運動を展開する。政府には国民のニーズを受け止め、不適切な食品表示制度改めてもらうよう要求し、遺伝子組み換え、ゲノム編集の大豆ミートは不買運動を展開する。

フードテックの例②　細胞培養肉（人工肉）

細胞培養肉、これも大変不自然な食べ物です。牛の胎児の血清のｉＰＳ細胞から細胞培養します。

問題はこんなつくり方をしているので高いということ。最初にオランダ企業が開発し、ロンドンで販売された細胞培養肉のバーガーは1つ２５００万円もしました。今必死で補助金なども入れ、コストダウンしようとしています。

そしてｉＰＳ細胞の培養だと紙のように平面にしか広がらずミンチにしかできない欠点がありましたので、これを立体のステーキに見せるために、ｉＰＳ細胞は何にでも分化できますから、筋肉細胞だけでなく、脂肪細胞や血管細胞に分けて培養します。そして３次元プリンターで印刷してステーキのように見せて高く売ろうという計画のようです。

細胞培養肉のもう一つの問題はおいしくないということです。だから、酵母に遺伝子組み換えで作らせた、レグヘモグロビンや、血液風調味料など、味付けのため添加物をテンコ盛りで入れています。

そしてさらに問題なのは、ゲノム編集と同じで表示義務をなくそうとしていることです。こんな細胞培養肉のステーキ食べたいですか？

細胞培養肉（人工肉）の霊性的見解

● 肉体的な問題 … ホルモン異常が生じ、それによる病気になりやすい。妊娠中の女性が食べると奇形児ができやすい。免疫過剰になり、反応しやすくなる。副交感神経が働かない状態となる（興奮状態が続く状態）。

● 精神的な問題 … 精神的に余裕がなくなって了見も狭くなる。思いやりがなくなる。感情が乱れやすくなる。

● 霊性的な問題 … 信仰心が減退する。他者に対する気づかいが減って自己中の人間が増える。自分の邪魔をするやつを排除したくなる。人間関係が悪化していく。このままでは10年ぐらいしたら人工肉、培養肉が一般的になっていくだろう。

　日本の細胞培養肉の参入企業は、以下の通りです。

・日清食品＋東大チーム

・丸大ハム・伊藤ハム・日本ハムなど大手ハム会社

・大阪大学が２０２５年の大阪万博出展目指す

・スシローのフード＆ライフカンパニー社

　イタリア政府は国民が食べたくないということで、培養肉禁止を決定しました。こういう研究に参加している企業は、早く方向性の間違いに気づき、方向転換することを切に望みます。

　私はステーキ自体食べたいと思わないので、豊受では自然な牛肉は生産しませんが、食べるなら国内のオーガニックで自然な牛を食べていただきたいと思います。

フードテックの例③　ゲノム編集トラフグなど

2021年、スシローは、リージョナルフィッシュ社（京都市）と共同で、魚の品種改良の研究を始めました。

「リージョナルフィッシュ」という会社は、ゲノム編集マダイやゲノム編集トラフグを流通させている会社です。

このゲノム編集トラフグである「22世紀ふぐ」を京都市がふるさと納税の返礼品としたことが波紋を呼びました。

ゲノム編集トラフグは、食欲抑制ホルモン（レプチン）受容体遺伝子を破壊したトラフグで、通常の2倍の速度で成長します。ゲノム編集技術を使った商品を流通させたのは、日本ではサナテックシード社のミニトマトに続き、2例目です。

通常魚のメスは、大きなオスを求めて生殖活動を行います。「遺伝子組み換え食品いらないキャンペーン」の天笠さんは、アメリカで開発された遺伝子組み換え鮭がたとえ1匹でも海洋に放出されたなら、22世代以降のサケがすべて遺伝子組換えに置き換わるリスクを指摘しています。

カナダでは、このようなこともあり市民の反対運動で、遺伝子組換えのサケの養殖事業は今年中止されました。アメリカで遺伝子組換えサケを開発した企業は株価も下がり、細々と事業を続けている状態です。

リージョナルフィッシュ社は宮津市の陸上養殖だけでなく、

インドネシアに稚魚を輸出して、東南アジアでもゲノム編集の陸上養殖事業を始めようとしていて、これも地元のインドネシアの団体や世界から心配の声があがっています。

もしリージョナルブルフィッシュ社のタイやトラフグが逃げ出してしまったら、海に住むタイやトラフグの自然な遺伝子が何年か後にはゲノム編集の遺伝子に汚染されてしまうかもしれません。海は世界と繋がっていますので、世界の人々がリージョナルフィッシュ社、その事業を支える日本の科学者グループの研究開発に対して反対運動を始めています。

●ゲノム編集・トラフグの霊性的見解

危機感とか被害者意識とかそういうことを感じたときに、感情の乱れを制御する脳の機能がある。ゲノム編集・トラフグを食べることで、その機能に何らかの影響を与え、感情の乱れをコントロールできなくなり、怒りのスイッチが入りやすなる。信仰心が減る。他者に対する思いやりが減る。

●ゲノム編集・マッチョマダイの霊性的見解

自分を抑えつけているものに対して反発したくなる。社会の秩序やルールに従うことが苦痛に思えてきて、無法者が増える。小さな所では、家庭、会社、組織などが、大きな所では、社会が崩壊したり、混乱が起きるだろう。信仰心が減る。他者を思いやる意識が減って自己中心的な考えになっていく。

不自然なものを体の中に入れるとこのようになっていく傾向がある。同じく人間性の劣化。

遺伝子をいじることに対して神さまはどう思っているか?

とても愚かなことである。ただもともと人間は愚かであるからしかたがない。それによって害を受けるのもやむを得ない。人間が作った不自然なものによって、他の動植物が害を受ける。その害がどんどん広がって地球を覆うようになってしまったら、リセットが地球に起こる。疫病が蔓延したり、自然災害を起こったりして、一旦リセットされる。リセットする方法として戦争も含まれる。人々の意識の総和が力をもっており、信仰心に目覚めた人が増えることによって、リセットを遅らせることはできる。しかし、阻止まではいかない。

＊絶望はしないように、リセットが起こったとしても、リセットするような出来事が起こることによって人間は自分たちの愚かさを知り、そこから成長することができるだろうし、そのためのリセットだろうから。

4. 食糧の「霊性面」での危機

皆さんはまだ、食べ物の重要性をそれほど認識していないのではないかと思います。

食べ物は、物質的な栄養補給として必要なものですが、それだけではなく、食べ物から心と魂の栄養を補給しているのです。

心と魂の栄養とは何か？　心の栄養とは、思いやり、優しさ、寛容さ、謙虚さ、尊敬する心、感謝する心、信仰心、忍耐力、慈悲心、利他心、共感力、愛などです。

そして魂の栄養とは、この世の真理、法則を理解する力、何が正しくて何が誤っているかを理解する力、叡智などです。それらが、植物には含まれているのです。なぜなら、植物は、太陽の光が物質化したもので、太陽の光には、愛と叡智が含まれているからです。植物の種類の数だけ叡智があります。

ですから植物というのは、もともと完璧な存在なのです。

もともと完璧な植物を遺伝子組み換えしたり、ゲノム編集したり、放射線（ガンマ線や重イオンビーム）照射して命そのものである遺伝子を破壊して得られる品種というものは、物質的にも不完全ですが、霊性的にも不完全にならざるをえません。

そうなると、心と魂の栄養も失われてしまうのです。すなわち、植物がもっている愛と叡智が失われてしまうのです。

ですから遺伝子組み換え作物とか、ゲノム編集作物とか、放射線照射して育種された作物など、愛と叡智が不足する作物を食べていると、愛や思いやりがなくなり、忍耐がなくすぐ感情的になり、信仰心がなくなり謙虚さがなくなり、物事の本質を見抜くことができなくなり、自分で判断する力がなくなり、霊性的に愚かになっていくということです。

はっきり言ってこれは、人間の劣化です。不自然な食べ物を食べることによって、人間が劣化していくのです。

もちろん、家畜は人間以上に不自然な食べ物を食べさせられていますから、家畜も霊性的に劣化しています。霊性的に劣化した家畜を食べたら、食べた人間も劣化してしまいます。

霊性的に人間が劣化することで、愛のない、思いやりのない、ギスギスした、すさんだ感じになり、争いの絶えない世の中になっていきます。まさに末法の世です。

日本人が無知のままで、何でも受け入れる従順な態度をとり続けるとどんどんエスカレートしますよ。

今年3月20日に、ゲノム編集してアミロペクチンの多い、もちもちした性質をもつ餅のようなトウモウロコシを日本政府は承認しました。モンサントバイエルにつぐ、国際タネメジャーでダウとデュポンとパイオニアが合併して作られたコルテバ・アグリサイエンス社が日本政府に流通を申請し、承認されました。

アミロペクチン含有量の多いでんぷんは、消化吸収が早く、血糖値やインスリンの急激な変動を起こし、糖尿病や肥満などの生活習慣病のリスクを高める恐れがあります。生活習慣病は、腸の透過性を亢進させる要因のひとつであり、アミロペクチンの割合が高い食品を過剰に摂取することは、腸漏れ（リーキーガット症候群）の原因となります。腸漏れが起きると本来体内に入ってはいけない細菌や未消化の食品の成分などが流入し、免疫システムが過剰に反応して炎症やアレルギー、自己免疫疾患、潰瘍性大腸炎などを引き起こす可能性が高いものです。

飢饉の歴史から学ぶ

食料の量が確保できないと餓死、飢え死にします。

江戸時代、火山の爆発などで、大きな飢饉を経験した日本、今の山形県米沢藩が１人の餓死者も出さなかった話はこれまでも何度も紹介してきました。藩主の上杉鷹山さんは、苦難を乗り越えるためには自助、互助、扶助が大切といいましたね。

○ 自助＝自らで努力する。

○ 互助＝家族や仲間、お隣同士で助け合って努力する。

○ 扶助＝自助、互助できない人を公共が助ける。

江戸時代は、公共というのは藩でしたから、米沢藩でした。今、問題なのは、世界経済フォーラム、ビルゲイツたちによって行われる第２の人口削減です。

世界的な食料危機、農業潰し、栄養がある安全な食が供給されなくなる、国民の命に関わる大変な危機がこれから想定される中で、肝心な日本政府がこちらを向いていません。いくつかの都道府県知事もそちら寄りであり、扶助は到底望めません。だから自らが自らを助ける自助とお互いが助け合う互助で国民一人ひとりが気づいて対策していかなければなりません。

世界の歴史をみても、過去、飢饉の際に扶助が適切に行われなかったので多くの餓死者を出したことは明らかです。

有名なのはアイルランドです。

１９世紀アイルランドで主食のジャガイモが病気で全滅に近い被害を出したときに、農地はイギリスの地主、貴族が支配していたので、貴族の地主は自らの利益しか大事にせず、農家、住民を餓死から救おうという扶助をしませんでした。

人口８００万人のうちの１００万人が餓死するという生き地獄を生み、１００～１５０万人が移民として海外へ脱出しました。

そして、スターリンが共産革命をおこなったソ連の支配下にあったウクライナで１９３２～１９３３年に起こった飢饉では、旱魃で不作であったのに、ソ連政府は容赦せずに農民から小麦など食糧を取り上げました。ここでも扶助が行われなかったため、死亡人数はいろいろな推定がありますが、ウクライナ人の１千万人以上が餓死で亡くなったという調査もあります。

しかし、戦後もっとも多くの餓死者を出したには中国です。毛沢東の文化大革命という混乱期には、中国共産党政府は、扶助を行わなかったので数千万人ともいわれる餓死者が出ました。

そして、西欧の植民地支配では、黄色人種、黒色人種は人間扱いされずに、命も粗末にされたため、植民地支配された地域では千万、億の単位の餓死者を出しました。

典型的な例はインドです。インドは、全土がイギリスの植民地にされていきましたが、ベンガル地方では１８７０年代、２度の大きな飢饉に襲われました。１８７４年の飢饉では、ベンガル地方の統治の担当していたイギリス人のリチャード・テンプルさんは、最初の飢饉のときには、隣のビルマから５０万トンの米を緊急輸入し、人々を餓死から救いました。しかし、彼の政策は本国イギリス政府から強い批判を受けました。「飢饉が起こったら英国政府が人民を救うなんて教えるな、今度飢饉が起こったら政府が救うべきと考えられたら困る。お前の判断は、イギリスの自由主義に反している」。

１８７７年に再びベンガル地方を飢饉が襲ったときには、テンプルさんは飢饉に対して、インドの人たちを救う政策をとりませんでした。そして、この地域で3人に1人とも言われる1千万人以上が餓死しました。

今の日本政府は、飢饉が起こったときに国民の命を救うことを優先してくれるでしょうか？

海外でも１９６０年代のキューバや近年のベネズエラのように、食料自給率が低い中、餓死者を出さずに政府と国民が一体となって皆でミミズを使って土を肥沃にし、有機農業をやったことによって、食糧危機を乗り越えた例があります。

共産主義革命、ソ連崩壊をさまざまな苦難に満ちた歴史を乗り越えたロシアの都市の市民の多くを餓死から救ったのは「ダーチャ」という都市郊外の家庭菜園付の週末別荘のシステムでした。

日本は、戦後、ＧＨＱの占領下、中国やロシアに占領されなかったのでまだましだったのかもしれませんが、政府が扶助をあまりしてくれない中で、戦後日本人が餓死者を出さなかったのは、国民が自助と互助で、大変な苦難の時期を小学校の校庭や公園にサツマイモを植え、農家は田畑を耕して、都会は焼け野原の中、イナゴなど何でも食べながら、日本人は生き延びてきた経験と遺伝子を持っています。今から気づいて、１人でも多くの人が行動を起こしていかなければなりません。

特に、政府はカロリーベースでは３８％の自給率といいますが、これは3ヶ月食糧の供給が滞ったら６２％の人が餓死するということです。実際の自給率はもっと低いと思います。

化学肥料も農機具の燃料も、そして野菜の種も９０％は海外に依存しています。実際の自給率は１０％以下かもしれません。海外からの供給が絶たれると３ヶ月で９割が餓死するということです。さらに都道府県別にみると、東京、大阪は自給率1％以下、いかに危機管理面からは危うい状態かわかるでしょう。

中国のように都会でパンデミックが演出され、ゼロコロナ政策のようなロックダウンが起こったらどうなるでしょうか。中国人は政府を信用していないので、自助努力で食糧を備蓄してあり、まだ犠牲が少なくなったのですが、これが日本の都市で起こった場合は大変なことになります。

私の提案する食料危機への備え

■備蓄・・・最低3ヶ月、余裕のある人は3年の食料の備蓄と、飲み水、トイレ、エネルギー確保策もあわせて検討してください。備蓄の技術を学びましょう。コメ屋さんにはモミ精米機があります。皆でコメをモミ米で備蓄し、バケツでもいいので米を作り自家採種しましょう。その他の保存食を購入しましょう。

■資産運用・・・貯金や紙幣はインフレで目減りするので、種や農地、山林などにシフトしていきましょう。

■今から自然農を始めましょう・・・プランター栽培、ベランダ栽培、お庭で、駐車場で農地を借りて始めましょう。実践してみるのです。そして、自然農を行う農家と直接結びつきましょう。

■これからの時代を生き抜く強い心が大切です・・・満たされない心は自分に原因があるとインナーチャイルド癒しをし、いかなることが起きても諦めない忍耐力をもち、ご神仏さまと共に生きているという信仰心を養いましょう。

■自分磨き、教育に投資しましょう。医療も自給自足が必要になります・・・ファミリーホメオパスになることで、希釈振盪したレメディーを使って大概の応急対処が可能となります。ホメオパスたちは、半分療法、半分農業、ファーマーホメオパスを目指しましょう。恐れず、発信していきましょう。

インドは政府が、食の安全でも、伝統医学でも自然療法ホメオパシーでも、国民の健康と幸せを政府が願い、政府が国民の方を向いているので素晴らしいですね。日本もそうなるよう民から地道に忍耐強く取り組んでいきましょう。そして政府にその成果を示していきましょう。

私も４月からX（旧 Twitter）を始めました。放射線育種米のことを畑からつぶやきましたら２００万人以上の方に届き、多くの方が私の声を紹介してくれています。まず恐れず、発信していきましょう。

こういったシンポジウムも震災の翌年から毎年続けています。備蓄、自然農、ファーマーホメオパスなどいろんな呼び掛けをしています。

地元の自治体伊豆の国市とも協力して推進しています。

昨年の『第１４回日本の農業と食を考えるシンポジウム』にて伊豆の国市山下市長と地元の自治体伊豆の国市とも協力して推進しています。

耕作放棄地の再生や、全国オーガニック給食協議会には自治体も豊受も双方が参加、世田谷区でも会員の方が区会議員にも働きかけたこともあり、この４月から月１日からですが給食に有機食材が採用となりました。

種子条例は、私たちも伊豆の国市経由で静岡県に働きかけましたが、まだ静岡県は動いてくれていません。しかし、国は廃止しましたが全国の３３の都道府県が、米、麦、大豆の種を都道府県が供給するための条例をつくりました。

ゲノム編集ミニトマトに対しては、北海道で１０年以上、Ｆ１でない自家採種できるミニトマトを栽培していましたので、タネの会社もつくり、皆に自然な遺伝子のミニトマトを栽培してほしいと活動しています。

本日来賓の先生方も１人でできることを精一杯取り組まれ成果を出しておられます。

こういった地道な活動を一人ひとりが、諦めず、腐らず、忍耐強く、これは自分のためだけでなく利他、みなのためにコツコツやっていく先に必ず道は開けると思います。

弱肉強食という真理

真に客観的正しさというものはありません。それは真実です。しかし、存在するためには、必ず、存在するための世界を必要とします。つまり、存在するということは、ある世界の一部としてしか存在することができません。

つまり、存在するということは、ある世界に属するということなのです。そして、世界がある以上、そこには法則があり、その世界を存続させている目的があります。

簡単に言うと世界・宇宙というものは、その世界・宇宙を作った創造主の主観であり、その世界・宇宙の中では、その世界・宇宙でだけ通用する真理や正しさ、法則というものを必ずもっています。

そうでなければ、世界を維持することができないからです。

創造主の見る夢が、この世界であり、この宇宙というものです。そして創造主の見る夢であるこの世界に参入するには、その法則、その正しさ、真理を信じるということが必ず条件となります。

このように、法則、正しさ、真理というものは、真に客観的に絶対的なものは存在しませんが、その世界に属する者にとっては、絶対的なものです。

存在するためには、存在するための世界を必要とする以上、存在する者は、存在する世界で通用する絶対的正しさを信じ、その正しさ、善を求めて、歩み続けるしかないのです。
しかし、これは小さなスケールでも真実であります。
たとえば、会社でもそうです。会社に属するということは、その会社のトップの考える正しさを信じ、その正しさを求めて働き続けるしかありません。それが嫌なのであれば、その会社に属することをやめるしかないのです。どこにも自分の考えると正しさと一致する会社がなければ、自分で会社を立ち上げるしかないのです。本当であればね。
ゆえに会社のTOPは公儀に対して活動しなければなりません。人々に社会に自然に貢献できる企業を目指す事が求められるのです。社員はそれに従うのです。利他の精神で、公儀に向けて努力することで霊性は向上します。
この世界の絶対法則の一つに、カルマの法則があります。自分の行為の結果を自分が受けとるという法則です。誰もカルマの法則から逃れることはできません。人を苦しめたなら、同じように人に苦しめられることになるということです。こうして、人は自分の行為が正しいかどうかを身をもって知ることができます。そして、中庸というものを体得していきます。
同じように絶対的な法則に、弱肉強食という法則があります。ボケーッとしていては、食べられてしまう。死んでしまう。
生き残るには、強くなければならない。あるいは、賢くなければならない。あるいは未来を見通せなければならない。人がよいだけでは、生き残ることができません。

創造主は魂の成長を願っていますが、魂の成長には賢くなるという側面もあるということです。

人を疑うことも知らなければならない。それでいて、悪い人を嫌うのではなく、そんな人でも信じ、愛する努力をしなければならない。そうしないと、ビルゲイツに食われてお終いになりますよ。

今、日本人が著しく脳天気になっている、あまりにも日本人が平和ボケしてしまっているから、日本を潰す勢いに拍車がかかっているのです。世界中から「日本人頭大丈夫か?」と言われているんですよ。

「いつまでマスクしてるの、日本人頭大丈夫か?」「いつまでコロナワクチン打ってるの、日本人頭大丈夫か?」「いつまで新聞、テレビの言っていることを信じるの?」「いつまで在日システムを使って日本を亡国にしようとする動きを放置しておくの?」……。

なぜ日本が存亡の危機に陥っているのか? 多くの日本人が自分の頭で考えることをやめてしまったからです。

ご神仏さまが求めているのは、賢くなることです。自分で情報を調べ、何が正しくて何が間違っているかを自分で考えることができる人間になってほしいからここまであからさまにやっているわけですよ。だから私たちはいい加減気づかなければならない。この世の真理を。この世は弱肉強食の世界なんだということ。あるいは、自分は何を目指して生きているのか? これを理解しなければいけない。つまり創造主はどんな理想をもっているのか、これを理解しなければならない。

宇宙の法則についても理解を深めなければいけない。時間と空間についても理解を深める必要があるし、この宇宙を作った創造主について理解を深めなければいけない。何が正しくて何が間違っているかについて理解を深めなければいけない。

そういう真理に近づけるのは西穂高の水のレメディーをとることです。すごいレメディーだと思います。ちなみに西穂高岳を含む穂高連峰、ここにいらっしゃるご神仏さまはものすごく霊格の高いご神仏さまたちです。だからやっぱりこの山は人が安易に入ってよい山じゃないのです。そうしてそんなすごいご神仏さまのいる山を流れる川の水だからこそ、真理に近づけるレメディーなのでしょう。

●西穂高の川の水のレメディーの霊性的見解

神仏に近づく。霊性的価値観(何が正しくて何が誤っているのか)の理解度が上がり、真理に近づける。真理に近づくことで霊性が上がり、結果として神仏に近づくことになる。素晴らしい水。

*『スピリットウォーターI・II』(ホメオパシー出版)参照

結　論

彼らの目的は何か?

①人間を劣化させ、自分で考えることをやめた奴隷を作ること。

②多すぎる人口を削減すること。

しかし、それによって人類は賢くなり、賢い者が生き残る。

これからの時代、生き残るためには自然農が必要です。

①種を自然なものに戻すこと(自然な種を自家採種して使い、その土地に合ったものにしていく)

②農業を自然なものに戻すこと(農薬を使わない、化学肥料を使わない、土壌菌を復活させる)、(土壌の力がないと何もできない→ 御古菌が大事になる)

豊受は、今推進されている近代農業と反対のことを行っている。温故知新、先人の知恵を借りて先人のやって来たことに尊敬をもって続けていく。

③そうして食を自然なものに戻すことです。それを私たち一人ひとりが実行することで、4つの食糧危機はなくなります。

④また医療を自己治癒力を触発し自らが健康になるホメオパシーを中心にしていくことです。

自然型農業をやる上で、一番大きな問題は何か？

人間性、人間力の劣化です。

たとえば、忍耐力が少なくなったこと。台風が来て作物ができなかった。それでも実ったものに対してありがたく思い、それを少なくても皆で分け与える力、自分だけがせしめるのではなく腹6分でも生きて行く力です。

また今の人は体力も少なくなっています。物事を観察する洞察力も少なくなっています。

自然型農業の問題として、生産性が上がらないと言いますが、作物ができないときに何が問題だったかを一つ一つ研鑽して原因を見抜く力が必要です。

植えたときの心の状態、天候、地熱が足りなかったのか、水をかける頻度は適切だったか、農業は観察に尽きる体験の職業です。

この力がどの人も減っています。「楽してお金を稼ぎたい」「自分だけ裕福でいるのがいい」という人間性の劣化によって、自然に沿った農業をやろうとする人がほとんどいないことが一番の問題だと思います。

このようなことはすべて、食の劣化による、心と魂の栄養の不足が根本原因としてあると考えています。食を自然なものに戻すことで、人間性、人間力の質を向上させることができ、そうすることで、自然型農業がうまくいくようになると思います。

皆さん自然型農業をやってみませんか。家庭菜園、あるいはベランダ菜園でもいいからやってみましょう。豊受式農業をやってくれる農家さんがいればご連絡ください。そうしてできた作物を買い取ります。

ホメオパスたち、豊受式農業やりましょう。ホメオパシーのレメディーをとることも大切ですが、食べ物はもっと大事ですよ。私たちの体・心・魂を作るベースだからです。

本来の自然な食べ物を食べることによって、体・心・魂の栄養が満たされ、人間の質が向上し、健全に生きていくことができます。そして賢く生きていくことができます。そうしたらきっと世の中変わりますよ。

付録1

放射線育種米
（重イオンビーム育種米）
の問題

はじめに

今年の3月にＯＫシードプロジェクトの印鑰智哉さんから日本の主食である米が放射線育種米の品種に全面的に切り替えらようとしている動きがあることを教えていただき、これは大変な問題だなと考え、今年４月に「あきたこまち」を放射線育種米「あきたこまちＲ」に２０２５年から全量転換する秋田県の方針についての問題をツイッターＸから動画で発信しました。

多くの方々が見て下さり、２００万以上チェックされたようです。安心な日本の米に対して関心が高いのがよく分かりました。

その甲斐もあってか多くの方々が秋田県議会にパブコメを出して下さったり、全量転換見直しの署名にサインいただいたり、県庁に行き取りやめの嘆願書を持っていっていただいたり、９月４日に秋田県知事が全量転換にするには県民の意見を聞き討論の余地があると発表し、２０２５年からの全量転換する勢いに待ったがかかり、嬉しく思っていた矢先、秋田県知事がそれを撤回し、輸出促進を理由に農業団体からの強い要請があり、やはり２０２５年から全量あきたこまちＲに切り替えることを発表しました。もう一度深く考えてもらうことで止めないと将来大変な問題になると思い、日本豊受自然農では、秋田県があきたこまちＲに全量転換しようとしていることに対し、１０の問題点をあげ解説し、解決策も提案したいと思います。

問題点1　イネの免疫低下と栄養不足

「あきたこまちR」は、重イオンビーム照射による育種米である「コシヒカリ環1号」と「あきたこまち」の交配種で、米のOsNramp5（オー・エス・エヌ・ランプ・ファイブ）遺伝子が破壊されているため、カドミウムが吸収されないだけでなく、必須微量ミネラルのマンガンが十分吸収できなくなる致命的な欠陥を抱えています。

実際、宮城県では「ひとめぼれ」を「コシヒカリ環1号」交配種への採用に最初に動いていましたが、栽培試験で収量が上がらず取り止めた経緯があります。切り替え検討の際もリスクを想定して一部導入から検討していました。

またイネがマンガン不足になると「ごま葉枯れ病」にかかりやすくなり、収量が低下するリスクがあります。

秋田県の公式WEBサイトで、「マンガンは、さまざまな食品に広く含有されているミネラルであること、米の含有率がもともとそれほど高くない（特に白米）」と水稲育種専門家が主張されていますが、言っていることがおかしいです。

米の含有率は高く、特に玄米は高く玄米ごはん100g中1mgもあります。白米でもごはん100g中0．35mgあります。

日本人の主食は米であり、ごはんを一番食べることを考えると、日本人はごはんからマンガンを一番摂取していると言えます。

動物実験では、マンガン不足の食べ物を食べさせ続けると、不妊、生殖機能低下、骨格異常などさまざまな問題が生じることが知られています。

マンガン摂取のメインとなるごはんが、マンガンが欠乏したごはんになることは、人口減少に繋がる大問題と懸念します。

マンガンの1日の目安量は、男性で4mg ですが、そのうち白米（ごはん）からの摂取量を計算すると、白米のごはん 100 gのマンガン含有量が 0.35mg なので、茶碗一杯の白米（ごはん）の量を 150 gとし、生殖能力の高い２０～３０代の男性が1日4杯食べるとすると、150 g×4杯÷100 g× 0.35mg = 2.1mg となります。つまり白米（ごはん）から摂取する1日のマンガン摂取量は、1日の目安量の 50%ほどになります。

病気にも弱く、栄養の欠落した品種を推奨してもよいのでしょうか。

問題点2　日本国全体が放射線育種米で交配した種になる

「あきたこまちR」だけでなく、全国の米の主要銘柄３００～５００種（もち米や酒米を含む場合は５００種類）の内、２０２品種で既にコシヒカリ環1号との交配種が 水面下で開発され、全国の米の主要品種をマンガンが十分吸収できない放射線育種米（重イオンビーム育種米）の品種に切り替える計画が進んでいることがわかりました。

今回の問題は秋田県だけにとどまらず、日本の主食の米全体をマンガン欠乏米に変えてしまおうという計画であり、国民一人ひとりが自分の問題として認識し、声をあげ、立ち上がっていかなければならい問題だと思います。

調べてみると既に２０１８年に農水省は今後のお米の主要品種を低カドミウム米にする指針を発表し推進していました。

そしてゲノム編集にしろ、放射線育種米にしろ、その始まりは２０１３年に安部内閣で閣議決定された「戦略的イノベーション創造プログラム 」に端を発しています。

問題点３　汚染地域はそれほど多くない

カドミウム基準値である 0.4ppm を超えるお米は秋田県で年約 400 トン発生しますが、これは秋田県の生産量の 0.1%です (汚染面積で 1.5%)。さらに全国では約 1000 トン発生しますがこれは 0.01%です(汚染面積で 0.5%)。とすると本来は 1.5%の汚染地区で栽培される米だけを低カドミウム吸収米に切り替えれば済むはずです。

汚染米対策に 100％全量をマンガン欠乏米に切り替えるのは、やり過ぎではないでしょうか。

問題点4　農家が自家採種できない

OsNramp5遺伝子を重イオンビームによって破壊された米は、登録品種として品種登録されているため、２０２２年から施行された改正種苗法によって、農家が自由に自家採種し種もみを備蓄する権利が、遂に主食の米でも奪われることになります。

米農家が種を自家採種し、次期作の種もみを備蓄する権利を奪われてしまったら、食料自給率が低い日本で、世界的な食料危機に襲われれば、多くの餓死者すら出しかねません。国家の食料安全保障の根幹にかかわる問題と思います。

再来年からは登録品種の「あきたこまちR」の種苗しか供給されないことになるので、秋田県の農家の皆さまには一般品種・在来種の「あきたこまち」の種もみを備蓄し、毎年一定量作付けして、備える必要があると思います。

また、登録品種を許諾なく自家採種したら、農業法人では最大3億円の罰金と懲役刑にも問われます。取り締まるための監視機関を設置する準備も進められているようです。

問題点5　重イオンビームを使って変異した

秋田県の公式ＷＥＢサイトには、あきたこまちＲについて、「放射線育種は、50年以上も前から多くの農作物の品種改良に使われてきた一般的な育種法で、自然界でも起きる突然変異を効果的に利用できる手法で、安全なものである」と書かれていますがこれは間違いです。

あきたこまちRは、従来のガンマ線よりもはるかに強力な重イオンビームを使って遺伝子を傷つけて得られたコシヒカリ環1号と掛け合わせて作られた品種です。

ガンマ線と重イオンビームでは遺伝子の破壊力が桁違いに異なります。一緒に議論することはできません。重イオンビームは染色体にクラスター損傷を誘発し、複数のDNA断片を形成し、再融合するときに、遺伝子配列順序が逆転している「逆位」や別の遺伝子に融合してしまう「転座」、あるいは、大規模な欠失が生じやすく、自然の変異とはかけ離れています（クラスター損傷は非常に複雑な損傷であるため、その修復は難しく、しばしば細胞死に至ると言われています）。

またそれによって、異常タンパク質が作られる可能性も高くなり、アレルギーなどが生じるリスクも高くなると河田昌東先生は警告しています。

安全と言い切るためには少なくとも「コシヒカリ環1号」や「あきたこまちR」の全ゲノム解析が行われ、遺伝子のフレームシフトや大きな変異が起きていないことを証明する必要があります。

また実際問題、アレルギーや自己免疫疾患、癌などの難病が年々増えていますが、その増加が放射線育種による作物と無関係となぜ言い切れるのでしょうか。

問題点6　交雑による異常遺伝子の汚染が広がる

OsNramp5（オー・エス・エヌ・ランプ・ファイブ）遺伝子を破壊された「あきたこまちR」が実際に栽培されると、従来日本で栽培された米に対して、交雑が起こり、異常遺伝子の汚染が広がります。

将来正常な遺伝子の米が失われる可能性も考えられます。これは「あきたこまちR」以外の米の農家にとって死活問題です。しかも米のOsNramp5遺伝子が破壊された米には国際特許が農研機構によって申請されています。

かつてモンサントに遺伝子組み換え作物との交雑による特許侵害で多くの北米の農家が訴えられた破産したように、農家にとっては交雑したら将来特許侵害として訴えられるリスクまで考えなければいけません。

問題点7　選択権が失われる

「あきたこまちR」のように、原品種の一部の特性だけが改良され、その他の形質は同じという品種は「同質遺伝子品種」と呼ばれます。農産物検査法上は、従属品種、銘柄設定上は「品種群」として同じ品種として扱うことができます。

そのため「あきたこまちR」に切り替えても、銘柄名「あきたこまち」として販売できてしまいます。これは明らかに食品表示システムの欠陥です。

重イオンビームを含む放射線照射による新品種に不安をもつ消費者にとって、重イオンビーム育種米かそうでないのかを知ることができないと、購入の際に選択することもできません。

明らかに栄養面で劣る品種でありますから、行政にも消費者が選択できる表示制度への変更を求める必要がありますし、政府、行政があてにできないなら、自主表示や、確認して購入する、場合によっては、重イオンビーム育種米の不買運動をするなど、消費者側にも行動が求められます。

問題点8　あきたこまちRは、EU有機原則ではORGANICにならないのに、日本ではJAS有機認定される方向にある

「ＥＵなどにも有機農産物として輸出できる」と主張されている人がいますがこれは間違いです。欧州基準ではORGANICと認められない 放射線・重イオンビームを照射しての突然変異を利用し品種改良した「コシヒカリ環1号」、及びこれと交配させて開発した「あきたこまちR」などの放射線育種米（重イオンビーム育種米）は、たとえ無農薬で作っても、EUでは、ORGANICと認められないことになります。

また、ＥＵでは安全性に疑問が持たれている放射線育種の品種を日本ではＪＡＳ有機認定しようとする動きがあります。秋田の有機農家に聞きましたら、認証団体から放射線育種米(重イオンビーム育種米）の「あきたこまちR」に全量転換してもJAS有機では有機・オーガニックと認められるから心配ないといった話もされているようです。

日本では「有機」「オーガニック」と表示されていても、タネは放射線育種米でよい基準に変えようとしているのでしょうか。ゲノム編集を有機JASとして認めるというような検討が過去なされたこともあると聞きます。

日本の有機JASは、EUに代表される世界のORGANIC基準と似て非なるものとなってしまってもよいのでしょうか。

問題点9　あきたこまちRを全量転換してもカドミウム対策としては不十分である

日本は火山国でもともと土壌のカドミウム値は高く、鉱山開発などで土壌が広くカドミウム汚染され長年放置されてきました。そのため食品の基準値を設定して人体のカドミウム蓄積を抑える受身の対策だけでは不十分です。カドミウムは米以外からもタバコやナッツ類、魚介類などからも摂取され、蓄積されます。

積極的な解決策としては、カドミウムのデットクス対策があります。お奨めは重金属や有害物質の体外への排出に秀でたドイツ発祥の自然療法ホメオパシー（同種療法）の活用です。「その症状を起こすものはその症状を取っていく」という同種の原理に基づき、カドミウムの排出にはカドミウムを希釈振盪して天文学的に薄めたレメディーを使うのが有効です。

またホメオパシーにプラスして、食事やインナーチャイルド癒しを含む「ＺＥＮホメオパシー」がカドミウム対策としては必要であると考えています。

「ＺＥＮホメオパシー」では、カドミウムに限らず、水銀や農薬、ワクチンやクスリの害などさまざまなデトックスに有効です。ご自分で試されてもいいですし、ホメオパス（ホメオパシー療法家）に相談されてみてください。

カドミウムの霊性的役割（私の導師からの情報）

カドミウムは地球にとって、地球の働きをよくするビタミン剤的なもの、頭の回転がよくなるようなもの。カドミウムによって地球の意識がはっきりしてくる。よい考えが出るようになる。カドミウムは地球にいい仕事をしてもらいたいと思っている。

一方人間に対しては、地球を悩ます存在だと思っていて、地球を汚したり壊したりする人間の活動を制限させたいと思っている。

これがカドミウムの意志であり、微量のカドミウムは、人間の特別扱いされたい意識（この特別扱いされたい意識というのは、よくよく調べると尊敬されて特別扱いされたいということではなく、少し悪いことしても特別に許してくれよという意識であった）を弱める働きがある。なぜなら、その意識が金儲けに走り、地球を汚したり破壊することに繋がっているからである。

だから微量のカドミウムは人間の精神を健全に保つ役割もある。そして「悪いことしても特別に許される」という思いの強い人は、カドミウムの悪影響を受けやすく、蓄積しやすいが、「悪いことしても特別に許される」という思いの弱い人は、カドミウムの悪影響をあまり受けないし、体に溜まりにくい。

米のカドミウムの基準値は0．4ppm だが、カドミウムが0．5ppm ぐらいあると「悪いことしても特別に許される」という意識をもっている人は、その意識があぶり出されるので病気になったりする。「悪いことしても特別に許される」という意識を治せば病気も治るが、意識を変えないと病気も治らない。カドミウムがせっかく意識を改めさせようとしているのに、それに逆らうと病気になるということ。改めようとしない場合は、カドミウムの濃度が0．3ppm でも病気になるだろう。

人体に蓄積したカドミウムは、御古菌で減らすことができる。一つは御古菌の働きで原子変換に類似した作用で全く別の物質に変換させて無毒化する。もう一つは、御古菌によって免疫が高まり、それによってカドミウムの排出を促す働きがある。

ホメオパシーで対処する場合は、カドミウムのレメディー及び腎臓サポートレメディーをとることで、カドミウムは徐々に減っていく（徐々におしっこで出して行く）。

放射線育種米にするとカドミウムが吸収されなくなるということだが、実際は、吸収されており、根と土壌の共同作業で、カドミウムがビスマス（蒼鉛：猛毒）に原子変換している。ビスマスはカドミウムよりもかなり毒性が強いので、カドミウム米よりも人体に危険な米になっていると言える。ただし吸収されるカドミウムの量は通常のイネの６割程度である。

カドミウムをビスマスに元素転換しているのは、イネとしては、重イオンビームを当てられて恨みがある。それで毒性のあるビスマスに変えている部分もあるが、カドミウムをビスマスに原子変換しているのは、お米自身の働きや考えというよりも、もっと大きな自然界の働きによって生じていること。自然全体が重イオンビーム育種米を作ることの責任を人間にとらせようとしているということである。

ビスマス（蒼鉛）の毒性

ちなみにハーネマン（ホメオパシーの創始者）によるマテリアメディカ（薬効書）によると、ビスマスの毒性は、脳症、腎症、骨関節症、大腸炎などを引き起こす。

うつ、集中力欠如、神経過敏、パニック、記憶困難、脳症や死亡例もある。

精神面では、孤独に耐えられない。

体では嘔吐、胃腸の圧迫痛、内部の重さ、穴があくような痛み、皮膚の委縮などの特徴がある。

またハーネマンの弟子ボーニンハウゼンによるレパートリー（TBR）から分析すると、腎臓・肝臓への影響。骨軟化症。肉体的な消耗。骨粗鬆症。骨・関節などの内側の縫われるような痛み。鉄血乏性貧血などがある。

これらを鑑みると、ホメオパシー的には、ベラドーナ（Bell./セイヨウハシリドコロ）、フォサック（Ph-ac./リン酸）が適合すると思われる。

問題点10　生命への冒涜

遺伝子というのは、膨大な時間をかけて環境と相互作用した結果であり、その膨大な歴史であり、生命そのものです。

その生命そのものである遺伝子を重イオンビームやゲノム編

集で破壊したり、遺伝子組み換えで、切ったり貼ったり、傷つけたりすることは、その生命に対する冒涜です。命の尊厳を踏みにじることです。

ＧＡＢＡを抑制する機能を欠失させたゲノム編集ミニトマトや中玉トマト、成長抑制の遺伝子を欠失させたゲノム編集マッチョマダイ、食欲を抑制する遺伝子を欠失させたゲノム編集太ったトラフグ、熟する遺伝子を欠失させたゲノム編集メロン、虫たちが食べると死んでしまうＢｔ毒素を合成する遺伝子を加えたトウモロコシやコットンの開発など、遺伝子操作をされる生物の気持ちになればこのような残酷なことはできないと思います。

遺伝子は生命体が何百万年もかけて環境に適応するために進化してきたもので、それだけでパーフェクトなものです。

それにも関わらず人間ごときが目先の利便性に心を奪われ、遺伝子の一部を破壊したり、他の生命体の遺伝子の一部を合成したりして新生物をつくろうなどという研究開発の方向性自体が大自然を冒涜する大変愚かな行為です。

このような研究や開発をされている皆さまは、一度立ち止まって、この点を深く考え、猛省していただきたい。

ゲノム編集にしろ、遺伝子組み換えにしろ、重イオンビーム照射にしろ、なぜ植物たちの遺伝子を破壊させる方向に行こうとしてしまうのか。

なぜ化学農薬や化学肥料を大量に作物に使う農業になって

しまうのか。

なぜ農薬、化学肥料をまかなければ育たないような作物にしてしまったのか。

種の劣化、土地の劣化、土壌菌の劣化、作物の病虫害への耐久力の劣化、栄養の劣化は何が引き起こしたのか？

それは人間の浅はかで短絡的な思考、貪り、我欲、お金崇拝、怖れ、怒り、悲しみによって、自然との共存共栄が出来なくなった結果ではないでしょうか。

この部分を国民一人ひとりが深く考え、しっかりと自分たちが犯した間違いに気づき、自然に回帰し、自然の摂理に合った本来の形に戻していく必要があります。

そのためにも、日本人が、見ザル、言わザル、聞かザルの同調圧力に弱い猿ではなく、インドのように、見るゾウ、言うゾウ、聞くゾウと象のように地に足を付けて何が真実かを見極め、よく聞いて声を上げ、立ち上がっていかなければなければ食い物にされる時代にいるのだと思います。

無知は罪なり。今一度、人間は大いなる自然に、ご神仏さまに生かされている理を知り、謙虚に自然と共に人々と虫と共に自然に住まう神仏と共に生きていくことをせねば、世界は崩壊するだろうと懸念します。

10月14日、15日開催の第24回 JPHMA コングレスでもこの問題を取り上げました。

「国難の現実を知り、自らできるベストを尽くそう
～カギは智慧と ZEN ホメオパシーと自然農～」

大会特設サイト（視聴無料）

https://jphma.org/congress/

コングレス2日目10月15日　分子生物学者 河田昌東先生に「遺伝子を破壊・操作する技術の何が問題か」をテーマに発表いただきました。

6月の第 15 回 日本の農業と食を考えるシンポジウムでの河田先生の講演「放射線照射、ゲノム編集による品種改良 何が問題か」は全ての日本人、特に科学者が見るべき遺伝子工学についての大事な内容だと思います。こちらの発表は、とようけTV、ニコニコ動画「Torachannel」でアーカイブ動画を公開しているので是非ご覧ください。

付録2

治らないと言われた
慢性気管支炎と喘息が
消えた豊受自然食

ファミリーホメオパス
森みき子

2023年10月14日、15日開催の
第24回JPHMAコングレス

「国難の現実を知り、自らできるベストを尽くそう
══カギは智慧とZENホメオパシーと自然農══」

子どもの頃から気管支が弱く風邪をこじらせては慢性気管支炎になり、抗生物質のお世話になっていました。一度咳が出始めたら百日咳のように咳は続き、苦しい思いをしていました。

「もう死ぬかもしれない」と思う状態があり、秋から春までは「風邪をこじらせないように」と毎年緊張が続いていました。コロナ騒動のなか、病院には怖くて行けず不安に思いながらエドガーケイシー療法など試みていましたが、寅子先生の動画から豊受オーガニックショップに足を運びました。

豊受の安全安心な完全無農薬野菜、豊受独自の御古菌の存在。在来種、固定種の存在など。野菜や作物のことを知るようになり、豊受商品をとりだしました。

素材の濃厚な味、調味料も作り出し、添加物はなし。しかも加工品は全てがおいしい。お菓子類も同様でした。レストランの食事は格別で、手のぬくもりと素材の安全性と安心さが増し、今の時代にこんな安全で安心していただける贅沢なお膳はないと思うほどのおいしさでした。

どんな療法を試みても、まずは食だと思いました。食は薬だと思う意識がどんどん募り、スーパーやデパ地下での買い物は減り、豊受ショップでの買い物が主になりました。もともとオーガニック野菜や自然食の店での買い物をしていたので、豊受の動画で学べば学ぶほど野菜の闇、農業の闇、食の闇を知ることになります。

Ｆ１と呼ばれる栄養の少ない野菜が店頭に並んでいること、冷蔵庫で溶ける野菜、自炊の手間が省ける加工品にいたっても、添加物の多さは異常に多い商品が並んでいます。その他の商品も同じで、子ども向けにはキャラクターなどでごまかし、中身は最悪です。そんなものを日々食べ続ける大人や子どもたちの身体は病んでいきます。

一昨年より食品表示の改正が行われ、さも何も入れてないような内容に変わってしまった市場。「怖いなー」と思いました。まさか販売される食品が、積もり積もって病気の元を作るなんて誰も思わないでしょう。洗剤の毒性が皮膚から入り、皮膚疾患が起こるなんて思わないでしょう。芳香剤によって精神面に影響が出るなんて思わないでしょう。しかもCMされている商品ばかりで疑いもしません。

「テレビが嘘を言うの？」という感じですが、しかしこれが現実です。若い頃生活協同組合で広報を頼まれて現地の豆腐の取材に行きましたが、その頃の豆腐と今の豆腐ではもう全然内容が違うのです。遺伝子組み換え大豆であっても発泡剤などの添加物の種類の記載もしなくてよいわけです。

大豆の国内での生産は、豊受自然農を含め僅か７％です。あとはアメリカ、ブラジル、カナダからの輸入で９割以上が遺伝子組み換え、農薬三昧の大豆です。「あなたの食べている大豆加工食品は、本物ですか」というレベルです。

豊受食品を食べ続けて２年になりますが、気管支炎にもなりません。気管支炎にならないので、喘息もおきません。身体の調子もとてもいいです。なにより食が安全であることで、気持ちまで変わり、気持ちが変わることで行動も変わります。食とはある意味、薬です。毎日とり続ける食がどんなに大事かということを身をもって知りました。

今では豊受以外の野菜売り場に行くと違和感を覚えます。農薬散布が半端ない商品が店頭に陳列されて空調で気分が悪くなります。

農薬でシューグレン症候群になると言われますから、アルバイトをしていた知人が、まさに足腰の筋肉の異常を訴えてその病名を与えられていました。食べたものの後には、必ず結果がでてきます。通った場所の環境で必ず体調を崩す昨今です。日々の食生活をメモして、コンビニ食はやめて、作るのが面倒な人、一品足りない方などは是非豊受の加工食品があるのでネットで頼んでみて食べてみてください。おいしいだけでなく安全であることがわかります。

身体が変わっていきますので、野菜や加工品をとっても安心ですし、日用品の歯磨き粉から洗剤、シャンプー、全身を洗える洗浄剤まであり、安全なものばかりです。他のところと違うのは、各々の商品にはレメディーが入っている商品もあり嬉しい思いです。

私が豊受自然農の食品をとりだして、今まで苦しんできた慢性気管支炎と喘息に、コロナ下でありながら完治できたのも、豊受オーガニックショップやレストランの食事や、アドバイスをくださったショップの方、厳しい自然と闘いながら完全無農薬での豊受自然農の農業部の皆さんのおかげだと思っています。

農業部の皆さんには、本当に感謝しながら、担当者を思い浮かべながら、食材を頂いている毎日です。寅子先生自身が潰瘍性大腸炎となり、食べるものがなくなり、そこから「美味しいものが食べたい」という思いでスタートされた豊受自然農です。同時にこんなおいしい加工食品やレストランまで作ってくださり、日本にホメオパシーまで持って来て下さった寅子先生には心から感謝申しあげます。

今現在でもご自身やご家族の不調、小さなお子さまのアトピーやアレルギーでお困りの方は、是非一度豊受自然農の野菜や加工品、生活用品などを試してみていただきたいと思います。半年、一年後には私のように身体が違ってくると思います。

以上、私の想いをお届けさせていただきました。

著者紹介

由井寅子（ゆい・とらこ）

1953年生まれ。プラクティカル・ホメオパシー大学大学院（英国）卒、Hon.Dr.Hom/Ph.D.Hom（ホメオパシー名誉博士 / ホメオパシー博士）。日本ホメオパシー医学協会（JPHMA）名誉会長。農業生産法人・日本豊受自然農株式会社 代表、農民。

ホメオパシー学術誌『The Homoeopathic Heritage International』(B. Jain Publishing House)の国際アドバイザー。ホメオパシーの実践とハーネマン研究で海外から高い評価を得て、21世紀のホメオパシーを牽引する指導的なホメオパスとして活躍している。とりわけ発達障害や自己免疫疾患など現代医学で治癒しない難病を驚異的な改善率で治癒に導くZENホメオパシーは世界的に注目されており、海外で多くの講演に招待されている、著者・訳書多数。著書は英語、、ドイツ語などにも訳されている。

参考コンテンツ

■とようけＴＶ -web
https://tv.toyouke.com/

■日本豊受自然農
https://toyouke.com/

■豊受オーガニクスショッピングモール
https://mall.toyouke.com/

■ＣＨｈｏｍ
https://www.homoeopathy.ac/

スピリットフード

農作物と加工品の霊性的効果を一挙公開！
食べ物で体・心・魂は浄化される！

2023年11月23日　初版第1冊発行

［著　者］　由井寅子
［発　行］　ホメオパシー出版株式会社
〒158-0096
東京都世田谷区玉川台2-2-3　矢藤第3ビル
TEL：03-5797-3161
FAX：03-5797-3162

ISBN 978-4-86347-134-4　C2077